Gesichtsmuskeltraining

CG

CHRISTA GUGLER

Aus rechtlichen Gründen

Die Ratschläge und Empfehlungen in diesem Buch wurden von Autorin und Verlag nach bestem Wissen und Gewissen erarbeitet und sorgfältig geprüft. Dennoch kann keine Garantie übernommen werden. Dieses Buch ist nicht dafür bestimmt, die Beratung oder Behandlung durch einen Arzt zu ersetzen. Eine Haftung der Autorin, des Verlages oder seiner Beauftragten für Personen-, Sach- oder Vermögensschäden ist ausgeschlossen.

Sofern in diesem Buch eingetragene Warenzeichen, Handelsnamen und Gebrauchsnamen verwendet werden, wenn diese auch nicht als solche gekennzeichnet sind, gelten die entsprechenden Schutzbestimmungen.

9. überarbeitete Auflage 2019

Homepage: www.visageforme.at

Grafikdesign: Elzbieta Berger/padesign
Satz: Sarah Schütz
Lektorat: DINOTEXT & Lektorat, Mag. Sonja Knotek (www.dinotext.at)
Fotos: Christa Gugler, Fotolia, CanStockPhoto, iStockphoto, Thinkstock
Druck und Bindung: Graspo CZ, A.S., Zlin

www.visageforme.at
ISBN 978-3-200-02296-6

Christa Gugler

Gesichtsmuskeltraining

Die natürliche
Lifting-Revolution

Straffer – strahlender
und sichtbar jünger

Trainieren Sie sich die Jugend
Ihres Gesichts zurück

CHRISTA GUGLER

INHALT

INHALTSVERZEICHNIS

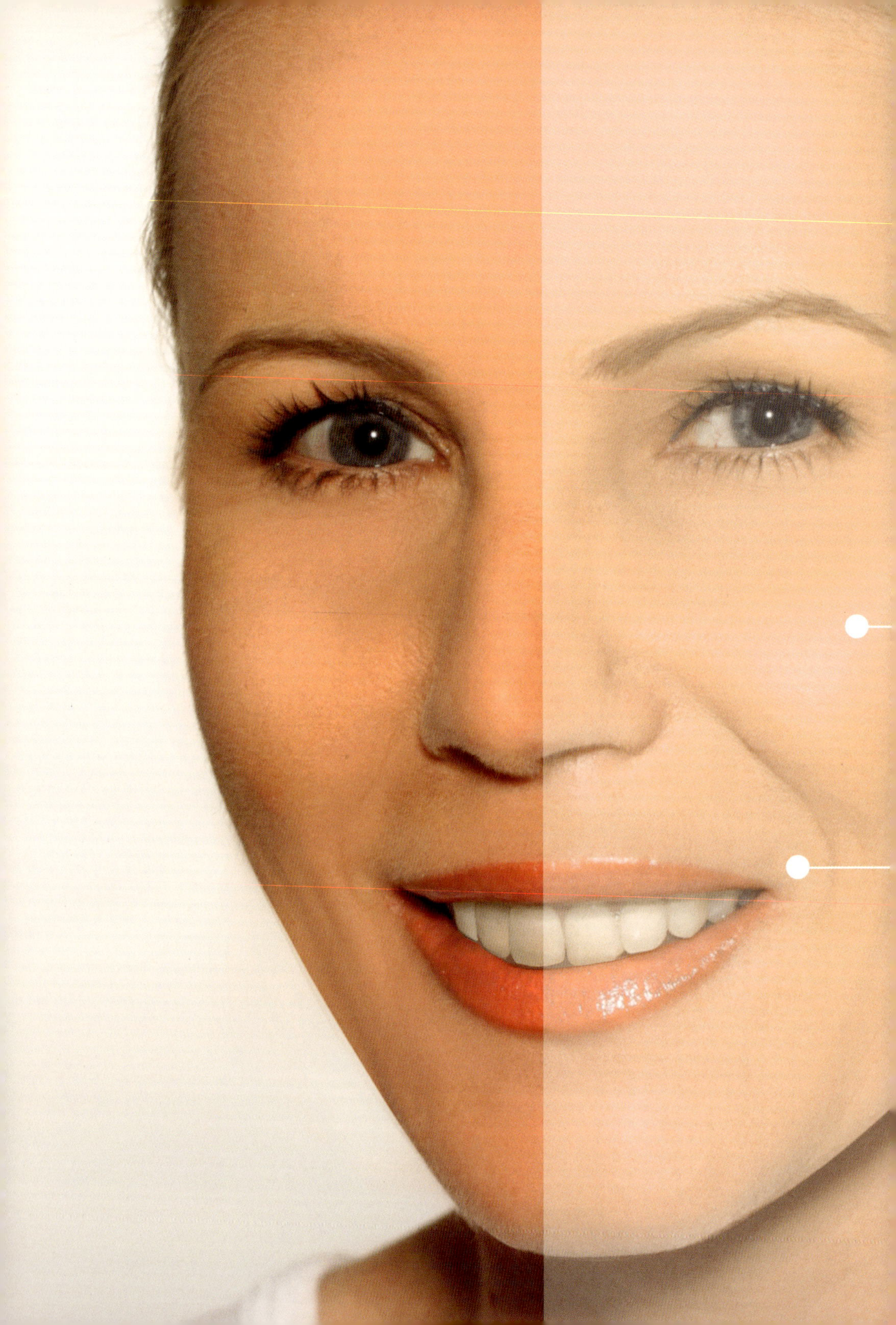

Gesichtsmuskeltraining

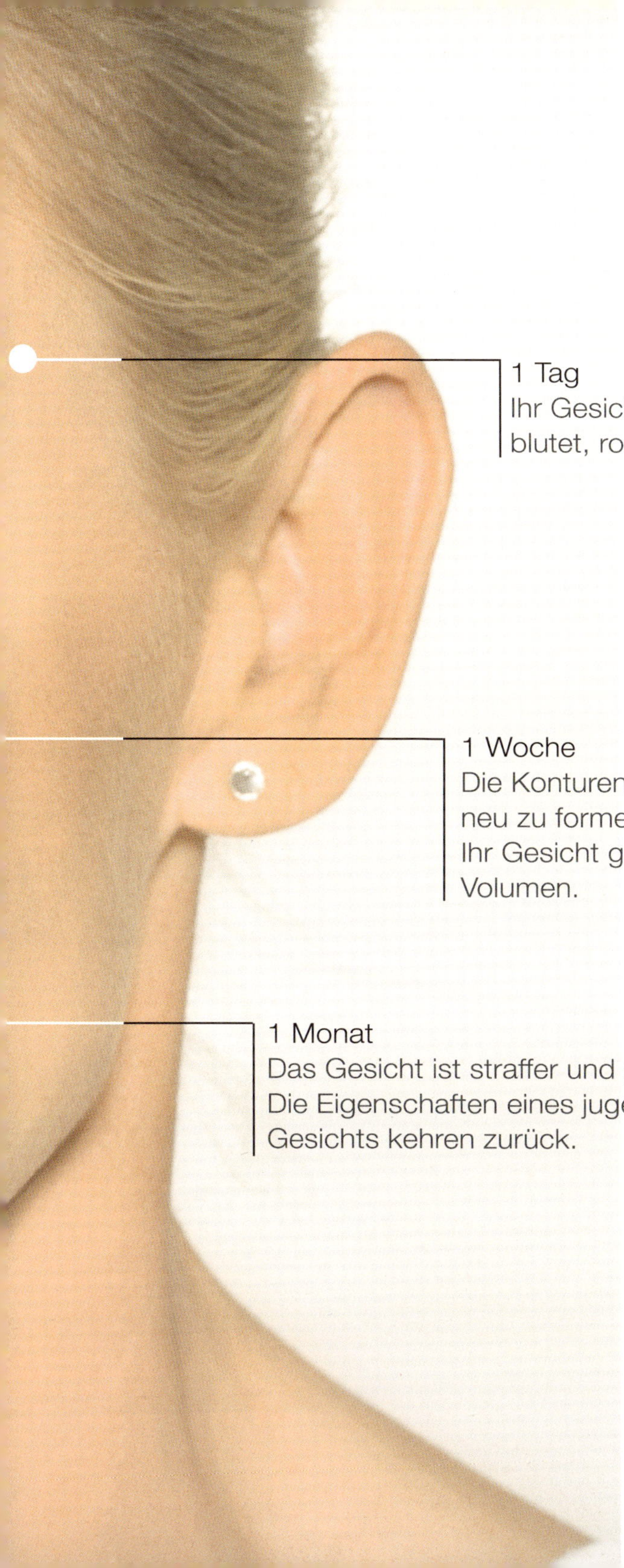

1 Tag
Ihr Gesicht wirkt durchblutet, rosig und frisch

1 Woche
Die Konturen beginnen sich neu zu formen und zu festigen. Ihr Gesicht gewinnt an Volumen.

1 Monat
Das Gesicht ist straffer und glatter. Die Eigenschaften eines jugendlichen Gesichts kehren zurück.

„Es macht absolut keinen Sinn, die teuersten Cremes zu verwenden, wenn die darunterliegenden Muskeln gleichzeitig verkümmern!"

(Christa Gugler)

Liebe Leserin! Lieber Leser!

Sie sehen in den Spiegel und stellen fest, dass Ihre Augen immer kleiner und ausdrucksloser werden, die Lider erschlaffen und die Tränensäcke immer größer werden. Die Wangen senken sich bereits ab, das Gesicht wird immer flacher und verliert an Volumen. Die Mundwinkel zeigen bereits nach unten, die Labialfalte wird immer tiefer, der Lippenstift zerrinnt in den Lippenfältchen. Sie ziehen inzwischen lieber Rollkragenpullis an, um den Hals zu verstecken. Die Falten werden immer mehr. Sie probieren bereits die x-te Creme oder Behandlung aus und merken nicht wirklich eine sichtbare „Verwandlung“. Wenn man auf Google das Wort „Schönheit“ eingibt, erhält man ca. 128.000.000 Treffer innerhalb von 0,44 Sekunden – ein klarer Beweis dafür, wie viele Menschen dieses Thema beschäftigt. Fast jede Frau und natürlich auch zahlreiche Männer wünschen sich, ihre Jugendlichkeit möglichst lange zu erhalten.

Dieser Wunsch ist ein Milliardengeschenk an die Kosmetikindustrie. Verschiedenste Methoden und Wundermittel kommen und verschwinden wieder. Abgesehen von den Kosten und manchen Risiken, ist dieser Markt allzu oft ein Tummelplatz frecher Behauptungen und Versprechen. Attraktiv, schön und schlank zu sein, ist heutzutage oft der Tür- und Toröffner für den beruflichen oder privaten Erfolg. Deshalb ist die Bereitschaft, hier viel Geld zu investieren, sehr groß. Die „Schönen“ haben es im Leben einfach in vielen Situationen leichter. Ich selbst musste diese Erfahrung schon als Kind machen.

„Zufälle sind Gottes Art, anonym zu bleiben."

(Albert Einstein)

MEINE GESCHICHTE

Im Alter von ca. 6 Jahren erkrankte ich am ganzen Körper und vor allem im Gesicht an einer schrecklichen Neurodermitis. Ich litt sehr darunter, denn meistens wurde ich verspottet und ausgegrenzt. Aus diesem Grund entwickelte ich mich zu einem Frustesser und wurde obendrein noch ein ziemlich dickes Kind. Mein sehnlichster Wunsch war es, irgendwann einmal so hübsch, gesund und schlank zu sein wie viele Mädchen an meiner Schule.

Von dieser Sehnsucht getrieben, beschäftigte mich das „Schönsein" seit meiner Kindheit. Anfangs probierte ich die Schönheitstipps aus dem Bravoheft: Es gab nichts aus der Küche meiner Mutter, was ich mir nicht ins Gesicht pappte, und ich turnte nach den Anweisungen von Ilse Buck aus dem Radio.

Nach Schulende wollte ich unbedingt eine Kosmetiklehre beginnen. Für mich war völlig klar, dass ich in der Schönheitsbranche arbeiten wollte. Leider konnte ich aufgrund meines durch die Hautkrankheit „entstellten" Gesichtes keine Lehrstelle finden.

Damals war ich sehr unglücklich, aber heute weiß ich, dass vieles im Leben Bestimmung ist und es keine sogenannten „Zufälle" gibt. Ich musste vorerst gezwungenermaßen eine andere Berufslaufbahn einschlagen. Mein Interesse an Schönheit wurde dadurch aber nicht weniger, im Gegenteil: Es wurde mein Steckenpferd.

Im Alter von ca. 16 Jahren verlor ich aufgrund einer kompletten Ernährungsumstellung über 15 kg Körpergewicht. Durch eine „Wundersalbe“ verschwand innerhalb weniger Wochen zum ersten Mal meine Neurodermitis. Damals wusste ich noch nicht, dass es sich um eine reine Cortisonsalbe handelte. Sie hat mir aber in dieser Zeit geholfen, mich von meiner Krankheit – zumindest über längere Perioden – zu befreien. Auf die endgültige Heilung musste ich noch Jahrzehnte warten.

Ich lernte also erst im 16. Lebensjahr mein Gesicht kennen, das sich unter Krusten und juckenden Bläschen verbarg, und mein Leben änderte sich dadurch schlagartig. Nachdem ich jahrelang nur Blicke des Mitleids ertragen musste, genoss ich nun die vielen Komplimente und mit diesen wuchs mit der Zeit auch mein Selbstvertrauen. Plötzlich bekam ich für diverse Kataloge und Prospekte sogar einige Angebote als Fotomodel – für den Laufsteg war ich mit einer Größe von 164 cm zu klein.

Obwohl der Schönheitswahn, wie er sich heute darlegt, damals in den 80er-Jahren noch nicht ausgebrochen war, erlebte ich durch mein eigenes Schicksal, wie wichtig gutes Aussehen ist. Wenn man „schön“ ist, wird man wahrgenommen, das Selbstbewusstsein steigt und dadurch hat man auch eine positive Ausstrahlung, die besonders anziehend auf Menschen wirkt. Ich führte endlich ein unbeschwertes Leben und wollte, dass das auch so bleibt. Deshalb war mein Leben in Zukunft vorwiegend darauf fixiert, nie wieder krank, dick und „hässlich“ zu sein.

Ich sammelte sämtliches Material, das zu diesen Themen zu finden war. Ich stöberte in Archiven, Zeitschriften und Büchern. Ich kaufte mir verschiedenste Kosmetika und ließ so manche neue Behandlung über mich ergehen. Ich lernte sehr viele Menschen kennen, die „auf etwas besonders schwören". Ich war mein bestes Versuchskaninchen und bekam von Freunden den Spitznamen „Beauty-Junkie".

Inzwischen war ich bereits etwas über dreißig Jahre alt und bemerkte allmählich die ersten Fältchen in meinem Gesicht. Eines Tages musste ich schockiert feststellen, dass ich beim Auftragen des Lidschattens plötzlich etwas Haut mitschob und mein Gesicht generell schmäler wurde. Zu meinem Unglück kam noch hinzu, dass die sogenannte Anti-Aging-Welle genau zu einem Zeitpunkt ausbrach, an dem bei mir der Alterungsprozess sichtbar einsetzte. Das löste in mir eine gewisse Panik aus. Ich investierte schließlich bereits schon über das normale Maß hinaus viel Zeit und Geld in mein Aussehen.

Die ersten Gedanken, „etwas machen zu lassen", kamen auf. In Hochglanzmagazinen und den Medien wurde immer häufiger über Schönheitsoperationen geschrieben. Diese wurden mit der Zeit auch von immer mehr Menschen in Anspruch genommen. Bald gab es bereits die ersten Fernsehserien, in denen man bei diesen Eingriffen zusehen konnte. Gleichzeitig wurde zunehmend von abschreckenden Beispielen berichtet und man begegnete ihnen auch immer öfter im wirklichen Leben. Für mich stand schnell fest, dass das nicht mein Weg war. Ich wollte nicht so aussehen wie viele chirurgisch geliftete Damen. Für mich hatte das mit Schönheit nichts zu tun – und schon gar nichts mit einer natürlichen, gesunden Ausstrahlung.

Zu diesem Zeitpunkt wusste ich noch nicht, dass der Tag bald kommen würde, an dem ich „durch Zufall" eine Methode kennenlernen würde, die mein Leben völlig veränderte. Der seit meiner Kindheit erträumte Wunsch, in der Schönheitsbranche zu arbeiten, sollte bald Wirklichkeit werden.

Im Alter von ca. 35 Jahren besuchte ich meine jüngere Schwester in Los Angeles. Als wir eines Abends ausgingen, lernte ich eine Freundin von ihr kennen. Diese hatte ein wunderschönes Gesicht und ich schätzte, dass sie in meinem Alter sein müsste. Meine Schwester erzählte mir nach diesem Abend, dass ihre Freundin bereits 47 Jahre alt sei und sich durch Gesichtsmuskeltraining jung erhalte. Zuerst dachte ich, dass ich mich verhört hätte, aber ihre Freundin war tatsächlich schon 47 und sah „glatt" aus, wie etwas über dreißig. Dieses Gesicht ging mir einfach nicht mehr aus dem Kopf. Das musste ich natürlich unbedingt ausprobieren und ich drängte noch während meines Aufenthalts auf einen Termin, um diese Methode kennenzulernen.

Zwei Tage vor dem Heimflug klappte es und ich war schon sehr gespannt. Bevor wir mit den Übungen begannen, wurde mir von der Trainerin erklärt, welchen enormen Einfluss unsere Gesichtsmuskeln auf unser Aussehen hätten. Aufgrund erschlaffter Gesichtsmuskulatur würde unser Gesicht die jugendlichen Formen und Umrisse verlieren. Für mich war diese These logisch, da auch am Körper alles schlaff wird und „hängt", wenn man keinen Sport betreibt. Nach meiner ersten Stunde Gesichtsmuskeltraining hatte ich das Gefühl, als wäre ich im Fitnessstudio gewesen, nur mit dem Unterschied, dass ich die gleichen Auswirkungen im Gesicht wahrnahm. Meine Haut fühlte sich gut durchblutet an und am nächsten Tag verspürte ich eine Art Muskelkater.

Und tatsächlich: Es war fast wie Zauberei. Nach etwa 10 Tagen, an denen ich die erlernten Übungen täglich ausführte, zeigten sich in meinem Gesicht bereits die ersten positiven Ergebnisse. Unglaublich: Durch gezielte Übungen kann man Stirn, Wangen, Augen, Lippen, Kinn und Halsbereich straffen, formen und festigen. Das Rad der Zeit wird um Jahre zurückgedreht. Nach ca. drei Wochen waren meine Augen größer, beim Auftragen des Lidschattens schob ich absolut keine Haut mehr mit und mein Gesicht wurde wieder fester und voller. Bis zu diesem Zeitpunkt hatte ich es noch niemandem erzählt, ich hatte abgewartet, ob es jemandem auffällt – und es war so: Bald wurde ich von Bekannten gefragt, was ich denn „hätte machen lassen". Ich war überglücklich, diese Methode entdeckt zu haben. Ich wusste sofort, dass das mein Weg war, um mein Aussehen und meine natürliche Ausstrahlung zu erhalten.

Von nun an beobachtete ich Gesichter anders als zuvor, ich fing sogar an, sie zu studieren. Die Falten interessierten mich nur noch zweitrangig, ich konzentrierte mich vorwiegend auf die Umrisse und Konturen der Gesichter. Ich stellte eindeutig fest, dass die Hauptursachen von nachlassender

Jugendlichkeit schlichtweg der Abbau und das Erschlaffen der Gesichtsmuskulatur ist. Das Tolle daran war, dass ich nun wusste, dass man dagegen etwas tun konnte – und das, ohne sich in fremde Hände legen zu müssen und ohne Schmerzen und Risiken. In den folgenden Jahren setzte ich mich mit dieser wundervollen Verjüngungsmethode intensiv auseinander. Dazu gehörte das Studieren der Anatomie des Gesichts und der Funktionsweise der einzelnen Gesichtsmuskeln. Während dieser Zeit wurde mir unter anderem eines klar: Es macht absolut keinen Sinn, die teuersten Cremes zu verwenden, wenn die darunter liegenden Muskeln gleichzeitig verkümmern!

Mit den Jahren veränderte, perfektionierte und entwickelte ich so manche Übungen und wandte sie an mir und anderen mit verblüffendem Erfolg an.

2004 eröffnete ich schließlich mein Studio für Gesichtsmuskeltraining in Linz. Zu diesem Zeitpunkt war diese Methode in Österreich beinahe unbekannt, was sich aber schnell änderte. Über mich und meine Methode – natürliches Facelifting durch Gesichtsmuskeltraining – wurde gerne in vielen Medien berichtet. Bald darauf bekam ich zahlreiche Einladungen zu Vorträgen und Veranstaltungen im In- und Ausland.

2011 erschien mein erstes Buch und löste einen enormen Boom im gesamten deutschsprachigen Raum aus. Inzwischen gibt es nach nur sechs Jahren bereits die achte überarbeitete Auflage, die in vier Sprachen übersetzt wurde.

Eines Tages kreierte eine Dame in einem Internetforum das Wort „guglern". Diese Bezeichnung für Gesichtsmuskeltraining in Verbindung mit meinem Namen amüsierte mich, als ich das erste Mal davon hörte. Inzwischen „guglern" unglaublich viele begeisterte Damen mit großem Erfolg und könnten es sich „ohne" nicht mehr vorstellen.

Nach fast 30 Jahren war mein Wunsch, in der Schönheitsbranche zu arbeiten, Wirklichkeit geworden. Jetzt konnte ich diese wunderbare Anti-Aging-Methode und mein gesamtes, im Laufe der Jahre angesammeltes Wissen weitergeben und vielen helfen.

Wir leben im Zeitalter großer Entdeckungen, die Beautybranche bringt immer neue Technologien und Wundermittel auf den Markt. Ich bin fest davon überzeugt, dass man Schönheit und Ausstrahlung oft mit einfachsten, natürlichen Mitteln und Wegen erhält – verbunden mit einer inneren Reise, denn die Seele gehört genauso gepflegt. Erst, wenn äußere Schönheit, Geist und Seele in Einklang sind, spricht man von einer wunderbaren charismatischen Ausstrahlung – und diese macht Sie besonders anziehend, schön und attraktiv. Gesteigertes Glücksempfinden und Selbstbewusstsein, Gesundheit, höhere Leistungsfähigkeit und Lebensfreude sind die logischen Folgen.

Das alles wünsche ich Ihnen von ganzem Herzen!
Ihre Christa Gugler

ZUR METHODE UND IHRER WIRKUNGSWEISE

„Ich lehre keine Gesichtsgymnastik oder Gesichtsmassage, sondern Gesichtsmuskel-Aufbautraining!”

Es ist mir sehr wichtig, ausdrücklich zu betonen, dass Gesichtsgymnastik oder andere Programme mit meiner Methode wenig zu tun haben. Ich lehre Gesichtsmuskeltraining, um die Muskulatur aufzubauen, dass heißt, um sie zu vergrößern und zu kräftigen. Bei meinen Übungen sollten Sie einen deutlichen Muskelschmerz oder zumindest eine starke Anspannung verspüren, was Sie als Zittern oder Pulsieren wahrnehmen können. Wenn Sie anschließend, nachdem Sie meine Übungen gemacht haben, das Gefühl haben, Ihr Gesicht sei ganz warm und durchblutet, ist dies die Bestätigung dafür, dass Sie Ihre Muskeln aktiv – das heißt, mit dem notwendigen Kraftaufwand, der einen Muskelaufbau gewährleistet – trainiert haben.

Ich habe viele Methoden der Gesichtsgymnastik oder Ähnliches getestet und mich anschließend gefragt: Wie und warum soll sich dadurch ein Muskel aufbauen und vergrößern? Manche Übungen sind sogar absolut kontraproduktiv und verursachen das Gegenteil von dem, was man eigentlich erreichen möchte. Es werden Anweisungen gegeben, wie: „Stehen Sie aufrecht, ziehen Sie die Stirn fest nach oben und versuchen Sie nun, auf Ihre Zehen zu sehen, und halten Sie diese Position 15 Sekunden lang.“ Abgesehen von der Sinnlosigkeit dieser Übung prägen sich durch das Hochziehen der Stirn böse Stirnfalten ein.

Ein besonderer No-go-Klassiker für z. B. vollere Lippen ist folgende Übung, die immer wieder auftaucht: „Formen Sie die Buchstaben A-E-I-O-U, wiederholen Sie das 10 Mal hintereinander." Probieren Sie diese Übung einmal vor dem Spiegel – spätestens, wenn Sie beim O und U angelangt sind, wissen Sie, was ich meine. Diese Übung ist ebenfalls völlig sinnlos und verursacht mit der Zeit Lippenfältchen oder vertieft die bereits vorhandenen.

Wir verlieren mit zunehmendem Alter ca. 30 – 40 % an Muskelmasse, was sich leider auch sehr stark im Gesicht durch den Verlust an Volumen bemerkbar macht, ein schmales und hageres Gesicht sieht immer „älter" aus als ein volles und „ausgepolstertes". Unser Gesicht besteht aus ca. 50 Muskeln, die sich – wie am Körper – aufgrund mangelnder Betätigung abbauen; und genau dem gilt es entgegenzuwirken.

Um wieder mehr Volumen und jugendliche, feste Konturen zu erhalten, ist es deshalb schlichtweg notwendig, die Gesichtsmuskulatur zu festigen und zu vergrößern. Das funktioniert aber nur, wenn man sie über ein normales Leistungsniveau hinaus beansprucht bzw. aktiv trainiert. Nur so kann man einen „Wachstumsreiz" an der Muskulatur auslösen und dadurch wird die sogenannte Kapillarisierung aktiviert. Kapillaren sind die kleinsten Einheiten der Blutgefäße in unserem Körper. Wenn Sie mit dem Training beginnen, wird dem Körper signalisiert, dass er die Muskeln nun wieder öfters braucht. Die Kapillaren beginnen daraufhin, sich neu zu verzweigen, sie können durch das Training um bis zu 40 % zulegen. Die Folge ist, dass die Anlieferung von Energie zu den Muskelzellen erhöht wird. Der Körper kann nun die Baustoffe viel schneller als zuvor zu den Muskeln transportieren, um dort die Muskelmasse zu vergrößern. Und dies ist genau das, was passieren muss, um wieder mehr Gesichtsvolumen sowie feste und jugendliche Konturen zu bekommen. Das kann man aber nur durch richtiges Muskeltraining erreichen – und nicht durch sanfte Gymnastik oder Massagen.

Es gibt inzwischen verschiedenste Lektüren über Gesichtsgymnastik, Gesichtsyoga oder auch Gesichtsmassagen. Ich finde diese teilweise sehr gut und sogar empfehlenswert. Unser Gesicht hat wichtige Punkte, die bei einer Berührung oder einer richtigen Massage verschiedenste positive Auswirkungen haben. Diese Programme können ein Gesicht entspannen und dadurch den Gesichtsausdruck und die Gesichtszüge verbessern. Es gibt Organpunkte, die sogar auf die Gesundheit einen erheblichen Einfluss haben.

Wenn Sie Ihre jugendliche Gesichtsform jedoch wieder zurückhaben wollen – das heißt, mehr Gesichtvolumen und straffe, feste Muskeln unter Ihrer Gesichtshaut – ist intensives Gesichtsmuskeltraining Voraussetzung.

Um die sichtbaren und spürbaren Ergebnisse meiner Methode während meiner Vorträge zu verdeutlichen, gehe ich durch das Publikum und lasse mein festes Gesicht abtasten. Das ist immer ein sehr lustiger und spannender Moment. Sobald die ersten Damen mein Gesicht berührt haben, höre ich Ausrufe, wie „Wow!“ oder „Das ist ja unglaublich!“ Aus dem Publikum kommt dann fast immer gleich anschließend die obligatorische Frage: „Darf ich Sie fragen, wie alt Sie sind?“ Jener Moment, an dem ich mein Alter verrate, ist stets der Augenblick, der die letzten Zweifel an der Wirkung meiner Methode beseitigt. Am Ende des Vortrages trainiere ich zwei bis drei Übungen gemeinsam mit dem Publikum. Hierbei wird immer sehr eifrig mitgemacht und anschließend sind Reaktionen, wie: „Das ist ja anstrengend“, „So habe ich mein Gesicht noch nie gespürt“ oder „Mein Gesicht fühlt sich ganz warm an“, zu hören.

Wie bereits anfangs erwähnt, ist es mir sehr wichtig, dass Sie den Unterschied zwischen Gesichtsgymnastik oder anderen Programmen und meiner Methode verstehen.

Sie sollten auch wissen, dass erschlaffte Muskulatur kein Zeichen für „echtes“ Alter ist, denn das könnte man nicht rückgängig machen. Bekannterweise, kann man Muskeln in jedem Alter wieder aufbauen und festigen.

Durch gezieltes Gesichtsmuskeltraining erreichen Sie eine Vergrößerung und Festigung der Muskulatur unter Ihrer Gesichtshaut und dadurch kann man eine Verjüngung von 5-7 Jahren erreichen. Was mich aber am meisten fasziniert und warum ich aus voller Überzeugung hinter dieser Methode stehe, ist: Sie können den Alterungsprozess auf gesunde Weise ohne Schmerzen und Risiken dauerhaft verzögern.

DER KÖRPER WIRD SCHON IMMER FIT UND JUNG TRAINIERT – WARUM NICHT AUCH DAS GESICHT?

Bei einem schlaffen Bauch oder Po weiß heute jeder gleich, was zu tun ist. Doch bei erschlafften Gesichtsmuskeln und hängenden Gesichtskonturen wird nur mit Cremen experimentiert, um sie zu bekämpfen. Keiner bezweifelt heutzutage mehr, dass man mit Muskeltraining seinen Körper wieder straffen und festigen kann.
Dass man aber auch im Gesicht durch richtiges Training der Gesichtsmuskulatur die gleichen positiven Effekte erreichen kann, ist noch viel zu wenig bekannt. Denn genauso, wie man sich in einem Fitnessstudio einen strafferen Bauch oder Po antrainieren kann, ist es möglich, durch gezielte Übungen Wangen, Stirn, Hals oder Kinnbereich zu festigen und zu formen. Dadurch werden Lippen wieder voller, Augen wirken größer, Wangen und seitlicher Kinnbereich werden fester, Hals und Dekolleté glätten sich, um nur einige positive Ergebnisse zu nennen.

Vom ersten Tag an werden Sie die positiven Veränderungen sehen und auch spüren. Das Gesicht wirkt sofort nach dem ersten Training rosig und durchblutet. Nach einer Woche beginnen sich die Konturen neu zu formen und zu festigen. Nach vier Wochen kehren die Eigenschaften eines jugendlichen, straffen Gesichts zurück.

WIE SICH IHR GESICHT DURCH DAS TRAINING POSITIV VERÄNDERT

Durch den Aufbau der Muskulatur gewinnt Ihr Gesicht wieder an Volumen und wirkt dem „Abwärtstrend" – sprich: der Schwerkraft – entgegen. Zusätzlich werden Sauerstoffzufuhr und Blutzirkulation stark angeregt. Das Zusammenspiel dieser drei Komponenten führt zu folgenden positiven Verwandlungen Ihres Gesichts:

- Die Haut glättet und strafft sich, Falten werden reduziert oder verschwinden
- Das Gesicht bekommt wieder einen strahlenden rosigen Teint
- Augenbrauen und Oberlider heben sich, die Augen wirken größer und strahlender
- Tränensäcke bilden sich zurück
- Die Labialfalte wird geglättet
- Die Nase verschmälert oder verkürzt sich
- Wangenkonturen werden angehoben, stärker ausgeprägt und gefestigt
- Lippen werden voller und formschöner, Lippenfältchen werden geglättet
- Herabhängende Mundwinkel zeigen wieder mehr nach oben
- Doppelkinn und Kinnbäckchen lassen sich verringern oder beseitigen
- Hals und das Dekolleté werden wesentlich glatter

DIE MEINUNG VON HEUTE IST DER IRRTUM VON MORGEN

Vor Jahren hörte man überall, dass z. B. fünf Mahlzeiten am Tag am besten seien. Heute spricht kein fortschrittlicher Ernährungsexperte mehr davon. Im Gegenteil, man weiß heute, dass lange Essenspausen wesentlich gesünder und entlastender für den Körper sind. Dinner Cancelling streicht das Abendessen und ist schon lange bekannt. Die neueste Ernährungsform – 2 in 1 (einen Tag essen – einen Tag fasten) findet immer mehr Anhänger.

Nicht nur in der Ernährung, auch in vielen anderen Bereichen, wie z. B. in der Kosmetik, Gesundheit, Technik usw., ist der aktuelle Wissensstand nur eine Momentaufnahme im Fluss der Zeit. Was heute als das „Nonplusultra“ gilt, kann in ein paar Jahren schon wieder falsch sein und die Wissenschaft muss zugeben, dass sie sich geirrt hat.

Alles ist ständig im Wandel und fast täglich erscheinen neue Ratgeber zu den verschiedensten Themen. Selbst zu den gleichen Themen sind die Ratschläge so unterschiedlich und widersprüchlich, dass man oft gar nicht mehr weiß, was nun richtig ist. Eines hat sich jedoch – damals wie heute – unwiderruflich als eindeutig positiv erwiesen: und zwar, wie wichtig es ist, die Muskulatur zu trainieren. Von regelmäßigem Körpertraining, egal in welchem Alter, kann man nur profitieren und erreicht dadurch wesentlich mehr Lebensqualität, wie z. B. weniger Rückenschmerzen bis ins hohe Alter, da unsere Muskeln so eine Art „Korsett“ für unsere Wirbelsäule sind.

Deshalb bin ich auch der festen Überzeugung, dass Gesichtsmuskeltraining kein vorübergehender Trend ist, sondern sich in Zukunft fest und dauerhaft etablieren wird. Auch wenn noch einige Ärzte oder die Kosmetikindustrie versuchen, das Gegenteil zu behaupten. Fortschrittliche Ärzte, die den therapeutischen Nutzen des Gesichtsmuskeltrainings erkannt haben, unterstützen mich inzwischen öffentlich.

Ich würde mir wünschen, wenn ich mich einmal im Ruhestand befinde und auf meine Arbeit zurückblicke, dass ich mit meinen vielen Vortragsreisen, Workshops, Seminaren und mit diesem Buch so viel Überzeugungsarbeit leisten konnte, dass Gesichtsmuskeltraining so selbstverständlich wird, genauso, wie es bereits seit ewigen Zeiten völlig normal ist, die erschlaffe Muskulatur am Körper mit Training zu straffen und zu festigen.

Denn es ist einfach ganz logisch: Wird die Gesichtsmuskulatur regelmäßig trainiert, gibt man der Schwerkraft wenig Chance, die Gesichtskonturen nach unten zu ziehen. Darüber hinaus halten feste Muskeln die darüber liegende Haut straff, was wiederum eine geringere Faltenbildung zur Folge hat. Sie können also noch so viele Cremes oder andere Dinge ausprobieren – wenn Sie nicht gleichzeitig Ihre Gesichtsmuskulatur aufbauen und festigen, werden Sie dem Alterungsprozess nicht erfolgreich entgegenwirken können.

WARUM WIRD DIE ERSCHLAFFUNG DES GESICHTS ALS ERSTES SICHTBAR?

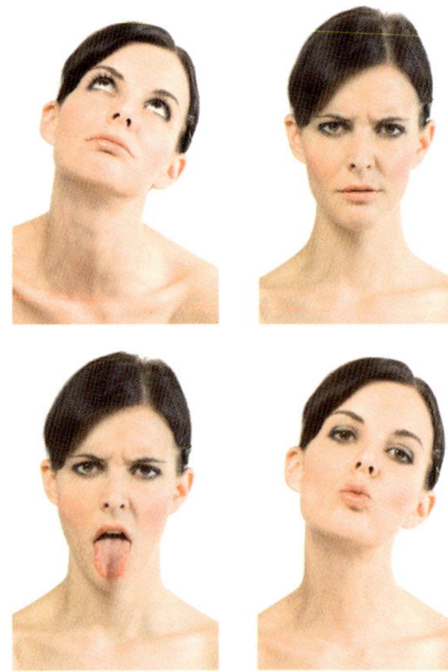

Unter der Gesichtshaut befinden sich ca. 50 Muskeln. Diese bestimmen die Form des Gesichts und halten es zusammen. Mit dieser beweglichen Mimikmuskulatur ist es uns – gemeinsam mit unserer inneren Stimmung – möglich, Gefühle und Emotionen auszudrücken. Diese Muskeln sind miteinander verknüpft und an einem Ende oder auch flächig mit der Gesichtshaut, die wir bewegen können, verwachsen. Am Körper ist dies nirgendwo sonst der Fall. Aufgrund dieser Verwachsung mit der Haut ist eine Erschlaffung der Muskulatur im Gesicht schneller sichtbar – erheblich schneller als am übrigen Körper. Unsere Gesichtsmuskeln führen nämlich ein sehr bequemes Leben, sie haben schließlich kaum etwas zu tun. Selbst die Kraftanstrengung, die nötig ist, um die Gesichtshaut zu bewegen, ist sogar bei Menschen, die eine übertriebene Mimik haben, sehr gering. Kein anderer Teil unseres Muskelorgans arbeitet so wenig wie die mimische Muskulatur.

Durch dieses „faule" Leben der Gesichtsmuskulatur bauen sich Muskeln ab, unser Gesicht verliert an Volumen, es wird mit zunehmendem Alter immer schmäler und dadurch fühlt man sich plötzlich „gealtert". Schuld daran sind aber nicht die gefürchteten Falten, ich persönlich finde sogar, dass ab einem gewissen Alter Gesichter mit ein paar Falten durchwegs sympathisch und lebendig wirken. Schuld am sichtbaren Alterungsprozess ist vielmehr die erschlaffte Gesichtsmuskulatur, die unsere schöne jugendliche Form und Konturen des Gesichts schleichend verändert, da sie immer mehr nach unten „absackt“. Beschleunigt wird dieser „Abbauprozess“ noch zusätzlich, wenn man seine Haltung vernachlässigt und mit einer schlampigen, gebeugten Haltung durchs Leben geht, aber dazu später mehr.

Sie können es hier deutlich auf dem Foto sehen. Unter anderem haben sich die Wangen bereits nach unten, seitlich in Richtung Nase gesenkt, eine klare Kinnlinie ist nicht mehr erkennbar, da sie bereits mit dem Hals „verschwommen“ ist. Die Schwerkraft konnte hier „ganze Arbeit“ leisten, da Gesichts- und Halsmuskulatur keinen Halt mehr haben.

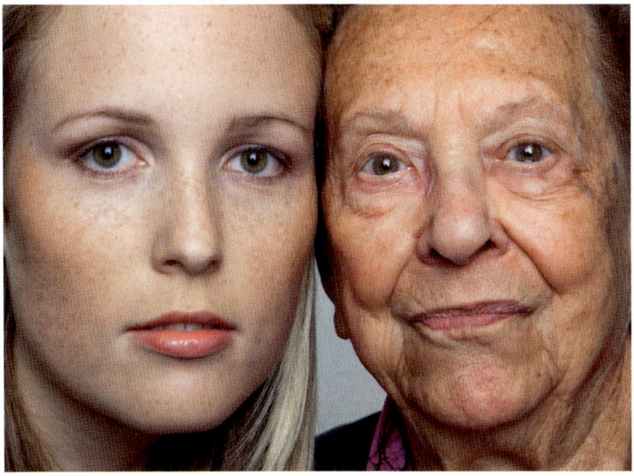

Dem kann man aber erfolgreich mit Gesichtsmuskeltraining entgegenwirken, denn: Durch größere und feste Muskeln hat die Schwerkraft wenig Chancen, Ihre Gesichtsmuskulatur von Jahr zu Jahr immer mehr nach unten zu ziehen.

SCHÖNHEITSOPERATIONEN – JA ODER NEIN?

Ich lernte schon zahlreiche Frauen kennen, die bereits eine plastische Chirurgie hinter sich hatten. Einige von ihnen waren zufrieden, aber es gab auch viele, die ich persönlich als „verpfuscht" bezeichnen würde. Ich bin nicht generell gegen gewisse Eingriffe – und es ist in manchen Situationen ein Segen, dass es diese Möglichkeit gibt. Die plastische Chirurgie wird immer besser und kann in vielen Fällen gute Ergebnisse erzielen und dadurch das Aussehen verbessern. Lidkorrekturen sind heutzutage „Standard" und oft auch notwendig. Wenn Damen zu mir kommen, deren Lider bereits durch die überschüssige Haut auf den Wimpern liegen, rate ich, zuerst eine Lidkorrektur vorzunehmen und dann anschließend zu mir zu kommen. Wenn bereits fast 1 cm oder mehr überschüssige Haut am Lid entfernt werden muss, sind auch meiner Methode Grenzen gesetzt. Es ist einfach unmöglich, so viel überschüssige Haut „wegzutrainieren". Ebenso kann man eine unschöne Nase weder überschminken noch durch Training in ihrer genetisch bedingten Form verändern. Nur ein chirurgischer Eingriff kann einen Höcker, die Größe oder eine „Schieflage" korrigieren. Durch meine Nasenübung wird zwar die Nasenspitze gestrafft und dadurch etwas verkürzt, aber die angeborene Form bleibt erhalten. Derartige Operationen, wie Lid- oder Nasenkorrektur, können durchaus die Lebensqualität verbessern und das Selbstwertgefühl heben.

Bei einem Facelifting bin ich schon skeptischer bzw. ich rate davon fast immer ab. Durch das Spannen und Zurückziehen der Haut gelangt sie immer näher an den Schädelknochen. Solche chirurgisch gelifteten Gesichter sehen dadurch oft maskenhaft und unnatürlich aus, da hier nur die Symptome bekämpft werden. Die Ursachen für ein „alterndes" Gesicht sind vorwiegend der Abbau und das Erschlaffen der Gesichtsmuskulatur sowie das dadurch verloren gegangene Gesichtsvolumen. Genau diese Ursachen werden durch Gesichtsmuskeltraining erfolgreich und langfristig behoben. Bevor Sie sich für ein chirurgisches Lifting entscheiden, lege ich Ihnen aus tiefster Überzeugung ans Herz, es vorher mit meiner Methode zu versuchen. Ich konnte schon vielen Klientinnen einen Eingriff ersparen, da sich ihr Gesicht durch das Training wieder auf natürliche Weise aufgepolstert und gestrafft hat. Inzwischen ist auch meine Methode bei Ärzten durchwegs anerkannt. Manche Chirurgen schicken mir Damen, an denen bereits ein Eingriff durchgeführt wurde, da Gesichtsmuskeltraining auch nach einer Schönheitsoperation sehr empfehlenswert ist. Das Ergebnis kann dadurch noch verbessert und auch wesentlich länger erhalten werden.

Wie Sie sich auch immer entscheiden – sollten Sie sich dennoch zu einer OP entschließen, wägen Sie die Vor- und Nachteile, die dieser Schritt mit sich bringen kann, gut ab. Seien Sie behutsam in der Wahl Ihres Arztes, nehmen Sie sich für diese Entscheidung viel Zeit und hören Sie auf Ihre innere Stimme, bevor Sie das Skalpell wählen.

DIE VORTEILE DIESER WUNDERBAREN METHODE

Ein großer Vorteil von vielen ist, dass – anders als bei den verschiedensten Sportarten oder einem Besuch in einem Fitnessstudio – Sie nicht außer Haus gehen müssen. Sie brauchen keine Sachen zu packen, sich nicht umzuziehen, Sie müssen anschließend nicht duschen. Sie brauchen keine Geräte oder Trainingspartner und es ist auch nicht erforderlich, Termine einzuhalten. Sie benötigen am Anfang nur einen Spiegel. Wenn Sie aber alle Übungen beherrschen, brauchen Sie auch diesen nicht mehr.

Sie brauchen sich nicht vorher eincremen, abschminken, aufwärmen oder sonstige Vorbereitungen treffen.

Natürliches Facelifting durch Gesichtsmuskeltraining ist der sanfteste und wirkungsvollste Weg, um sich ein jugendliches Aussehen zu bewahren – ohne chirurgische Eingriffe mit den damit verbundenen Schmerzen, Risiken und möglichen Enttäuschungen. Sie haben es selbst in der Hand, den Zeichen der Zeit die Stirn zu bieten.

Das Alter spielt keine Rolle. Ob Sie noch jung sind und das Programm vorbeugend machen oder Ihre straffe jugendliche Gesichtsform wieder zurückgewinnen möchten, Gesichtsmuskeltraining ist für jede Altersgruppe geeignet.

Meine jüngste Klientin war 23, die älteste 82 Jahre jung. Selbst über 90-Jährige können noch Muskeln aufbauen.

Neue Forschungen haben sogar ergeben, dass Senioren genauso viele Muskeln aufbauen können wie jüngere Menschen.

Die Kosten sind gegenüber anderen Schönheitsmitteln vergleichsweise gering. Botox verliert nach ca. einem halben Jahr seine Wirkung und muss immer wieder erneuert werden. Effekte von Schälkuren, Laserbehandlungen und dem, was es sonst noch so gibt, sind meist nicht von langer Dauer.

Das Fazit ist: Sie können durch Gesichtsmuskeltraining nichts verlieren. Wenn Sie einmal damit begonnen haben, werden Sie das Training nicht mehr missen wollen. Diese Methode ist einfach, wirkungsvoll und von dauerhaftem Erfolg.

WARUM ICH DIESES BUCH GESCHRIEBEN HABE UND ZUM GEBRAUCH DIESES BUCHES

Dass ich dieses Buch schreibe, basiert erstens auf dem Wunsch vieler Damen, die in meinen Kursen oder Vorträgen waren. Ich spreche darin nicht nur über meine Methode, sondern ich gebe auch meine Erfahrungen und viele Tipps rund um Schönheit, Gesundheit und Ausstrahlung weiter. Dies wird dann immer auf Zetteln mitgeschrieben. Viele haben mich ermuntert, die Übungen und Tipps doch in einem Buch zusammenzufassen. Der zweite Grund ist, dass ich eine „Solo-Unternehmerin“ bin und nur ein Studio in Linz habe, aber viele Anfragen aus dem In- und Ausland bekomme. Hunderte Kilometer sind für viele selbstverständlich zu weit und auch diesbezüglich kam oft die Frage, ob ich nicht wenigstens ein Buch hätte, das ich schicken könnte.

Ich habe mich bemüht, dieses Buch so einfach als möglich zu schreiben. Die Texte zu den Übungen wurden mit verschiedenen Probanden erarbeitet, um die Beschreibungen so klar und verständlich wie möglich zu machen. Ein Mensch wie ich, der mit dieser Methode schon immer zu tun hatte, setzt ein gewisses Maß an Selbstverständlichkeit voraus und schreibt die Texte anders als jemand, der damit noch keinen Kontakt hatte. Die Probanden wurden von mir aufgefordert, die Anleitungstexte nach dem Durchgehen der Übungen getrennt voneinander niederzuschreiben – und zwar so, wie sie die Schritte der Übungen am besten verstehen können. Es war für mich eine spannende Erfahrung, wie unterschiedlich die Damen die gleichen Übungen textlich beschreiben. Das endgültige Ergebnis der Anleitungstexte wurde an weiteren Probanden getestet – und dies hat mir gezeigt, dass die Vorarbeit der richtige Weg war. Fast alle konnten die Übungen nur nach den Fotos und dazugehörigen Texten erfolgreich umsetzen.

Im 2. Teil dieses Buches finden Sie einfache Tipps und Anregungen, die sich – zusätzlich zum Gesichtsmuskeltraining – auf Ihre Schönheit, Ausstrahlung, Gesundheit und das ganze Wohlbefinden positiv auswirken. Ich habe alles selbst erprobt und angewandt und in meinen Vorträgen sowie an Kundinnen weiterempfohlen.

Mit Tipps und Ratschlägen ist es so, wie es bei vielem im Leben ist: Nicht vieles hilft allen. Es gibt nur wenige gültige Vorschriften, die auf jeden Menschen passen. Was für den einen perfekt ist, muss für den anderen nicht richtig sein. Die Angebote an Schönheitsprogrammen, guten Ratschlägen oder Büchern über Ernährung, Glück und Gesundheit sind der reinste Irrgarten. Viele finde ich persönlich sehr gut, aber einige Ratgeber sind empörend verantwortungslos. Es werden „Dogmen" aufgestellt, die für manche hilfreich sind, aber anderen sogar Schäden zufügen können. Ein typisches Beispiel ist die Ernährung: Wie viele haben sich, um nur ein Beispiel zu nennen, schon an Rohkost oder Vollkornprodukten „krank gegessen", wobei andere wiederum durch diese Ernährung ihre Gesundheit und Vitalität zurückerhalten haben. Die eine Dame schwört auf eine Creme und macht gute Erfahrungen mit ihr, bei einer anderen kann sie Allergien auslösen oder genau das Gegenteil bewirken. Solche Beispiele gibt es viele, das gilt genauso für Matratzen, Sportarten, Urlaubsziele oder auch Partner. Mit meinen Tipps verhält es sich ähnlich: Es könnte für Sie genau der Richtige dabei sein oder es passen vielleicht sogar alle für Sie, möglicherweise aber auch nur mancher oder gar keiner.

Ich habe alle jene aufgeschrieben, mit denen ich und viele meiner Kundinnen sehr gute Erfahrungen gemacht haben. Das Feedback war teilweise überwältigend und ich bekam auch schon viele Dankschreiben.

Hören Sie einfach auf Ihr Bauchgefühl und Ihre innere Stimme! Die meisten Tipps kosten wenig bis gar nichts, sind sehr einfach und basieren oft auf uraltem Wissen.

Alle Bücher, die ich empfehle, habe ich selbst gelesen und sie haben mein Leben und das vieler anderer sehr bereichert. Ein gutes Buch zur richtigen Zeit kann in einem viel bewegen, einiges verändern oder in manchen Fällen sogar eine Entscheidungshilfe sein.

Ich würde Ihnen sehr empfehlen, vor Trainingsbeginn ein Foto von sich aufzunehmen, um später einen Vergleich zu haben. Wenn man nach einiger Zeit das Foto betrachtet, hat man den Beweis, dass sich das Gesicht positiv verwandelt. Ganz wichtig ist weiters, dass Sie auch ein Foto aufnehmen, das Sie von der Seite zeigt. Hier sieht man unter anderem das zurückgebildete Doppelkinn oder die volleren Wangen noch viel besser als in der Vorderansicht.

An dieser Stelle möchte ich den vielen Damen danken, die sich „in meine Hände gelegt haben" und meine Methode und Tipps seit Jahren mit Erfolg anwenden. Sie waren letztendlich diejenigen, die den Anstoß gegeben haben, dieses Buch zu schreiben.

Ich wünsche Ihnen nun viel Freude und Erfolg auf dem Weg zum Erlangen und Bewahren Ihrer natürlichen Schönheit und Ausstrahlung.

WAS HAT IHRE KÖRPERHALTUNG MIT HÄNGENDEN GESICHTSKONTUREN, FALTEN UND EINEM DOPPELKINN ZU TUN?

Der erste Schritt zu einem jugendlichen Aussehen beginnt mit der richtigen Körperhaltung, denn diese hat enorme Auswirkungen, auch auf Ihr Gesicht und Ihren Hals.

Mit einer straffen, aufrechten Haltung wirken Sie sofort attraktiver und jünger. Durch eine schlaffe Körperhaltung wirken auch Ihr Hals und das ganze Gesicht schlaffer, wodurch so manche Furchen und Falten verursacht werden. Diese wären durch eine richtige Haltung einfach zu vermeiden, denn so manche Schönheitsfehler sind oft nur Haltungsfehler.

Der Grund dafür liegt in der Logik unserer Anatomie, da die Gesichts-, Hals- und Schultermuskulatur miteinander vernetzt ist.
Durch eine schlechte Haltung erschlaffen und verkürzen sich mit der Zeit unter anderem die Muskeln im Hals- und Schulterbereich. Der Macht der Schwerkraft sind dadurch Tür und Tor geöffnet und das löst eine Kettenreaktion von Schönheitsfehlern aus, die uns dann um Jahre „älter" erscheinen lassen.

Denn diese erschlafften und verkürzten Hals- und Schultermuskeln ziehen nun durch die Vernetzung mit den Gesichtsmuskeln auch Ihre Gesichtskonturen mit nach unten, da sie aufgrund mangelnder Spannung keinen Gegenzug mehr erzeugen können.

Das verstärkt sich noch mehr, wenn sich Ihre Gesichtsmuskulatur bereits im „Abbaualter“ befindet und an Volumen verloren hat. Somit entstehen so manche Falten im Gesicht, ich nenne sie Schwerkraftfalten, der jugendliche Gesichtsrahmen geht verloren, die Hals und Kinnlinie werden profillos, der Hals wirkt gestaucht und somit darf man sich auch nicht über ein stetig zunehmendes Doppelkinn wundern.

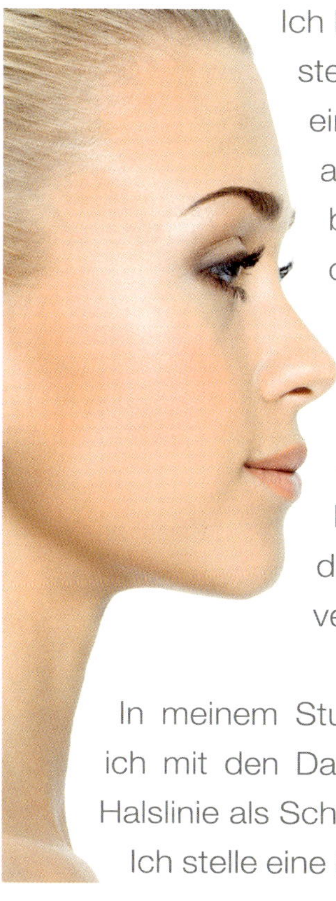

Ich beobachtete jahrelang Gesichter und stellte fest, dass es kaum Menschen mit einem Doppelkinn gibt, die mit einer aufrechten Körperhaltung durchs Leben gehen. Diese Menschen haben diesen attraktiven rechten Winkel zwischen Hals und Kinnlinie, so wie Sie ihn auf dem Foto sehen können und den man besonders bei jungen Menschen beobachten kann. Mit zunehmendem Alter verlieren wir diesen immer mehr, da die Haltung oft vernachlässigt wird.

In meinem Studio oder in bei Workshops mache ich mit den Damen, die besonders ihre Kinn- und Halslinie als Schwachstelle nennen, folgenden Test: Ich stelle eine Dame vor einen Spiegel und setze ihr eine Krone auf den obersten Punkt des Kopfes. Sie sollte sich dann so groß als möglich machen, indem sie versucht, die Krone in Richtung Decke zu drücken. Automatisch bekommen Kinn- und Halslinie einen rechten Winkel und ihre Schultern spannen sich auf. Wenn sie nicht genetisch vorbelastet ist oder ihr Doppelkinn nicht mit zunehmendem Gewicht gewachsen ist, ist dann davon wesentlich weniger bis gar nichts mehr übrig. Ihr Gesicht bekommt plötzlich, wie aus Zauberhand, eine wunderbare Ausstrahlung, da durch diese aufrechte Haltung zwischen Hals-, Schulter- und den Gesichtsmuskeln eine Spannung aufgebaut wird, die auch das Gesicht glatter und straffer aussehen lässt, da dadurch auch das ganze Bindegewebe „gespannt“ wird.

Leider verfügen sehr wenige Menschen über eine schöne aufrechte Körperhaltung, das ist bereits bei jüngeren genauso wie bei älteren Menschen zu beobachten. Viele sind sich dessen gar nicht mehr bewusst und wissen gar nicht, welch negative Nebenwirkungen Sie dadurch für ihre Gesundheit und ihr Aussehen verursachen. Haltungsfehler kann man korrigieren. Im Übungsteil finden Sie eine sehr einfache Übung, die Ihnen hilft, sich eine schöne, gerade und aufrechte Haltung anzutrainieren. Wenn Sie diese Übung, ich nenne sie Königinnenhaltung, bewusst und konsequent einnehmen, wird sich nach einer gewissen Zeit ein gewisser Automatismus einstellen.

Da die äußere Haltung auch sehr eng mit der inneren Stimmung zusammenhängt, wirken Sie durch diese neue Körperhaltung nicht nur selbstbewusster, eleganter, jünger, schlanker und attraktiver, sondern sie hat auch großen Einfluss auf das seelische Wohlbefinden. Forschungen ergaben, dass eine aufrechte Haltung zu einer positiven Stimmungslage führt, denn Körper und Seele beeinflussen sich immer gegenseitig.

Gleichzeitig ist eine schöne Haltung eine lebenslange Vorsorge gegen Haltungsschäden und ihre Folgen, auch Ihre Organe haben mehr Platz zum Arbeiten.

Auch dass wir im Alter immer kleiner werden, ist ein Mythos, das hat die Natur nicht für uns vorgesehen, nur wenn wir mit rundem Rücken, hängenden Schultern und eingezogenem Kopf durchs Leben schreiten, schrumpfen wir.

Neueste Forschungen bestätigen auch, dass Menschen mit einer schönen, aufrechten Körperhaltung als größer, offener und sympathischer wahrgenommen werden. Ihre Anliegen werden ernster genommen, selbst dann, wenn sie nach dem heutigen Schönheitsideal nicht zu den attraktivsten gehören. Mit einer schlechten, schlampigen Körperhaltung wirkt selbst die attraktivste Frau kleiner, älter, unterwürfiger und ihre Persönlichkeit wird weniger wahrgenommen.

Zusammenfassend und kurz gesagt:
Wenn Sie sorgsam auf Ihre Haltung achten und gleichzeitig Ihre Gesichtsmuskulatur trainieren, erleben Sie einen Verjüngungs- und Lifting-Effekt pur und somit ein neues Lebensgefühl.

„Viele Male schaut der Wille durchs Fenster,
ehe die Tat durch das Tor schreitet."

(Erasmus von Rotterdam)

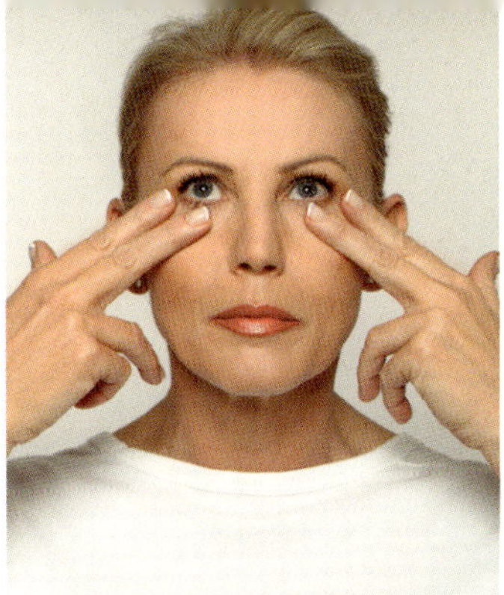

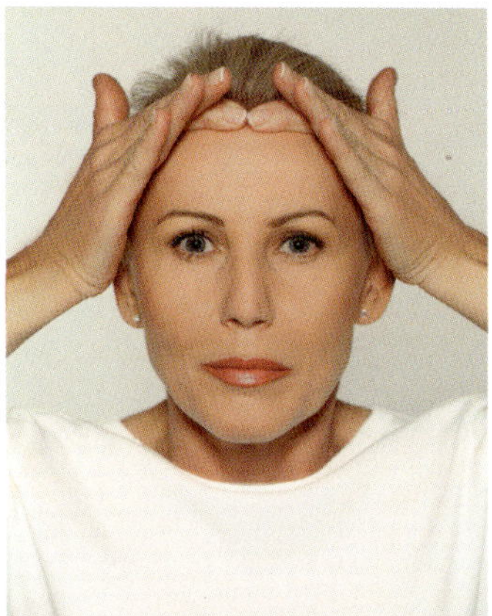

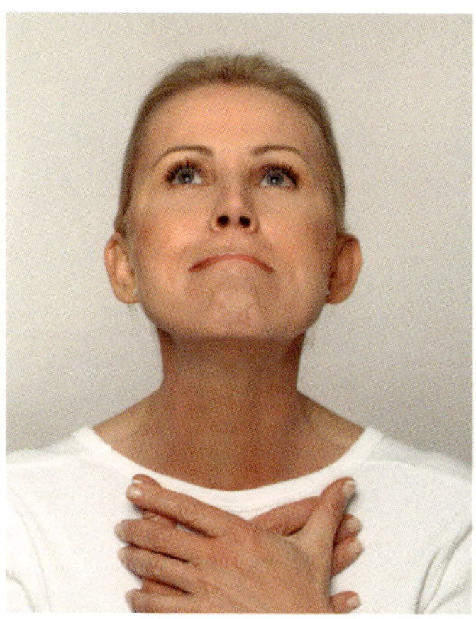

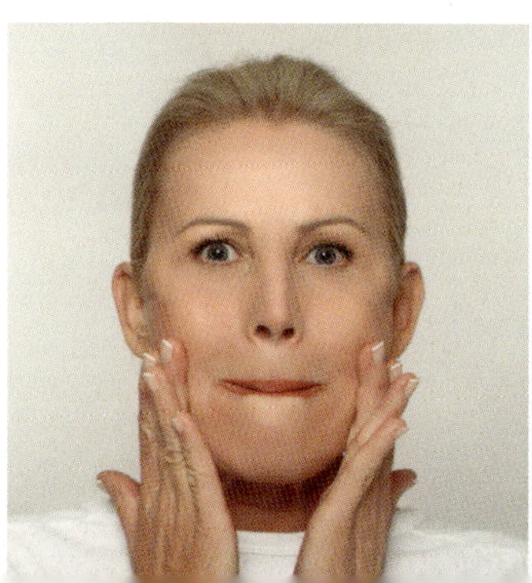

ÜBUNGEN

WARUM SIE NICHT MEHR ÜBUNGEN BRAUCHEN

Ich werde oft gefragt, ob meine Übungen ausreichend seien. Ja, sie reichen völlig aus. Nachdem Sie alle Übungen durchgeführt haben, werden Sie spüren, dass Ihr ganzes Gesicht warm und durchblutet ist, auch bereits nach drei oder vier Übungen, und das aus folgendem Grund:

Wie bereits erwähnt, sind sämtliche Gesichtsmuskeln durch Längs- und Querverstrebungen miteinander verknüpft und an einem Ende oder auch flächig mit der Gesichtshaut verwachsen. Nur so ist es uns möglich, durch Mimik Emotionen und Gefühle auszudrücken, deshalb spricht man auch von Mimikmuskulatur.

Am Körper ist das nirgendwo der Fall. Die Körpermuskulatur setzt an den Knochen an und nicht an der Haut. Die Muskeln an unserem Körper müssen auch unsere Gelenke bewegen, das muss unsere Gesichtsmuskulatur nicht. Das bedeutet auch, wenn Sie den Körper trainieren und z. B. nur den linken Oberarm mit einer Hantel bewegen, haben der rechte Oberarm, der Bauch oder Po kaum bis nichts davon. Anders verhält es sich wiederum, wenn Sie z. B. die Wangenübung ausführen: Dadurch wird nicht nur die Muskulatur trainiert, die Ihre Wangen wieder hebt und vergrößert, sondern es profitieren nur durch diese einzige Übung zusätzlich noch mindestens 25 bis 30 der ca. 50 Gesichtsmuskeln. Sie werden feststellen, wenn Sie die Wangenübung richtig ausführen, dass sich auch die Muskulatur vom Hals fast bis hinunter zum Brustansatz mitbewegt und dadurch auch gleichzeitig mittrainiert wird, da die Gesichtsmuskulatur auch mit den Muskeln an Hals, Schulter und Nacken vernetzt ist. Bei keiner Übung wird nur ein einzelner Muskel trainiert, sondern gleich ganze Muskelgruppen oder Muskelstränge, deshalb brauchen Sie keine Bedenken zu haben, ob meine Übungen ausreichend sind.

Meine Methode ist ein jahrelang anatomisch erprobtes Trainingskonzept und dafür geschaffen, mit wenig Zeitaufwand die gesamte Muskulatur – von der Stirn an bis hinab zum Dekolleté – zu straffen und zu festigen und somit dem Alterungsprozess erfolgreich entgegenzuwirken.

Die Übungen sollten Sie jedoch intensiv und langsam ausführen, um sämtliche Gesichtsbereiche erfolgreich zu trainieren. Sie sollten eine deutliche Muskelanspannung spüren. Ein bisschen hin- und herbewegen baut keine Muskeln auf.

1	Stirnmuskel	9	Stirn- und Nasenrümpfer
2	Schläfenseitenmuskel	10	Nasenmuskel
3	Augenlidmuskel	11	Augenringmuskel
4	Oberlippenheber	12	Mundringmuskel
5	Kleiner Jochbeinheber	13	Äußerer Kaumuskel
6	Großer Jochbeinheber	14	Lachmuskel
7	Unterlippensenker	15	Halsmuskel
8	Kinnmuskel	16	Trapezmuskel

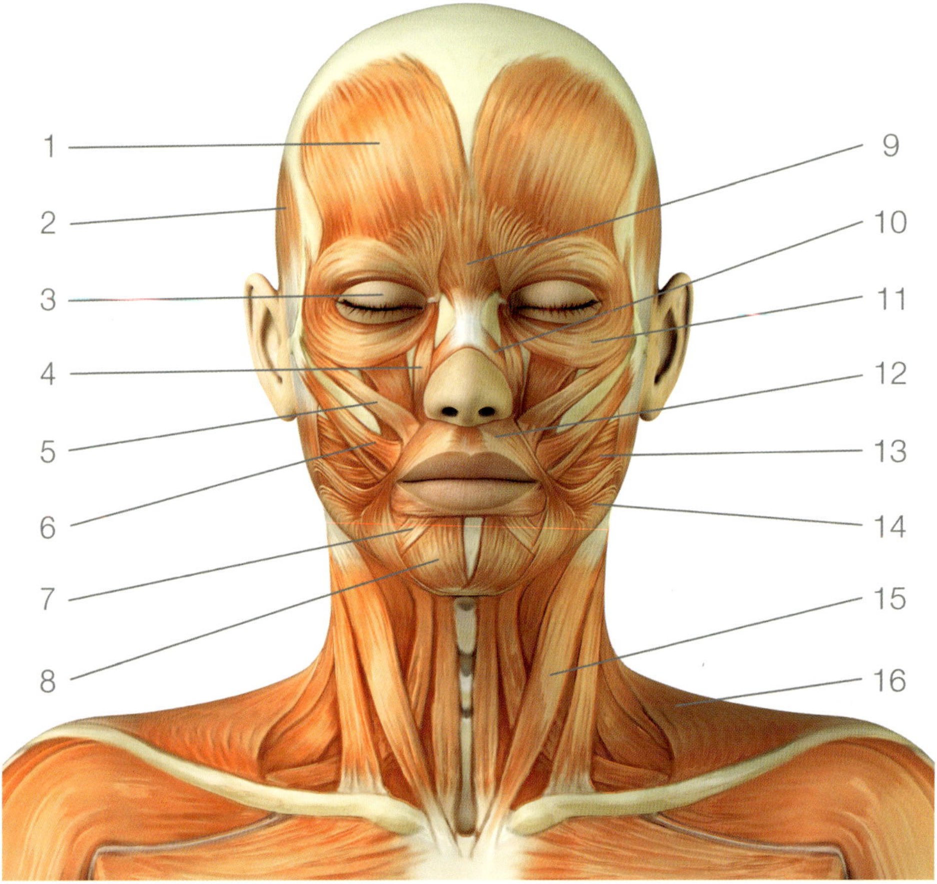

EIN KLEINER EXKURS IN DIE ANATOMIE

Auf dem linken Bild sehen Sie die wichtigsten der ca. 50 Muskeln, die sich unter der Gesichtshaut befinden. Mit Hals- und Nackenmuskeln zusammen sind es sogar fast hundert*. Sie sind auf verschiedenen Schichten durch Längs- und Querverstrebungen untereinander vernetzt und verwoben. Jeder Muskel hat eine Funktion, jedoch ist bei jeder Gesichtsbewegung eine Vielzahl von Gesichtsmuskeln beteiligt.

Durch diese Vernetzung ist es unmöglich, nur z. B. den Augenringmuskel oder Jochbeinmuskel zu trainieren. Einen einzelnen Muskel isoliert zu trainieren, ist im Gesicht nicht möglich. Es werden bei jeder Übung mehrere Muskelgruppen automatisch mittrainiert.

Sie sehen auch, wie vernetzt und verbunden die Gesichtsmuskulatur mit der Hals- und Nackenmuskulatur ist. Achten Sie nicht auf Ihre aufrechte Haltung, verkürzen sich dort im Laufe der Zeit die Muskeln. Infolgedessen zieht diese verkürzte Muskulatur durch diese Vernetzung auch Ihre Mimikmuskulatur mit nach unten.

*(Die Anzahl der Muskeln können je nach Quelle stark variieren, da manche Muskeln zusammengesetzte Muskeln sind. Es hängt davon ab, ob Einzelmuskeln oder Gesamtmuskeln gezählt werden).

FOLGENDE PUNKTE UNBEDINGT BEACHTEN

1. Machen Sie die Übungen anfangs immer vor einem Spiegel. Beobachten Sie Ihr Gesicht genau und achten Sie darauf, dass während der Übungen keine Fältchen entstehen. Mimische Linien bzw. Falten, die sich in gewissen Ausgangspositionen ergeben, sollten Sie mit den Händen durch leichten Druck oder sehr sanftes Ziehen zur Seite „glätten“. Erst dann beginnen Sie mit der Anspannung. Das kann bei jedem Gesicht unterschiedlich sein.

2. WICHTIG: Tainieren Sie nicht ständig über den ganzen Tag verteilt!! Um einen Muskelaufbau zu erreichen, benötigen die Muskeln einen intensiven Muskelreiz und dann wieder eine Ruhephase. Muskeln bauen sich nur während der Ruhephase auf. Das heißt, Überehrgeiz ist überflüssig, ja, sogar kontraproduktiv. Trainieren Sie Ihre Übungen in einem durch. Für alle Übungen benötigen Sie insgesamt nur ca. 10 Minuten.

3. Atmen Sie während des Trainings ruhig und gleichmäßig. Egal, ob Sie dabei sitzen oder stehen, nehmen Sie immer eine aufrechte Haltung ein (z. B. Königinnenhaltung).

4. Wenden Sie während der Übungen bei jeder Anspannung alle Kraft an, die Sie aufbringen können. Meine Übungen haben mit Gesichtsgymnastik wenig zu tun. Sie machen Gesichtsmuskel-Aufbautraining.

TRAININGSDAUER – WIE OFT UND WIE LANGE SIND DIE ÜBUNGEN AUSZUFÜHREN?

Sie können von Anfang an gleich alle Übungen ausführen oder Sie beginnen schrittweise mit einer bis zwei Übungen täglich und steigern sich von Tag zu Tag, bis Sie alle Übungen können. Wählen Sie den für Sie besten Weg, sich mit den Übungen vertraut zu machen, um eine gewisse Sicherheit und Routine zu erreichen. Vielleicht empfinden Sie die Übungen am Anfang nicht so leicht und auch anstrengend, aber nach einigen Tagen werden Sie sich wundern, warum Sie die Übungen einmal als schwierig empfunden haben.

Entscheidend für Ihren Erfolg ist, dass Sie regelmäßig trainieren. Die Trainingsdauer und die Anzahl der Wiederholungen der Übungen wurden von mir jahrelang erprobt und haben die besten Erfolge in kürzester Zeit gebracht.

Die besten Ergebnisse erzielen Sie, wenn Sie in den **ersten 8 bis 10 Wochen alle Übungen 2 Mal täglich** wiederholen, nicht öfter, denn die Muskeln brauchen eine gewisse Ruhephase. Während dieser Aufbauphase wird die Muskulatur wieder revitalisiert, gefestigt und aufgebaut.

Nach dieser Aufbauphase von 8 bis 10 Wochen ist es zur Erhaltung Ihrer jugendlichen Konturen völlig ausreichend, wenn Sie **alle Übungen an 5 Tagen in der Woche je 1 Mal täglich** ausführen.

KÖNIGINNENHALTUNG – ZEIGEN SIE WIEDER IHRE RICHTIGE GRÖSSE

Da mir Ihr Erfolg wirklich am Herzen liegt, ist es mir wichtig, dass Sie als ersten Schritt Ihre Haltung überprüfen, um diese, wenn notwendig, zu korrigieren.

Folgende Übung (Haltung) sollten Sie, so oft es Ihnen möglich ist, anwenden – egal, ob Sie sitzen, stehen, gehen, am Computer arbeiten…

Mit dieser Übung konnte ich schon sehr vielen Damen helfen, ihre Fehlhaltung zu korrigieren und einige gewannen wieder ihre verloren geglaubten Zentimeter zurück, um die Sie dachten, durch das Alter geschrumpft zu sein. Keiner wird mit einer schlechten Haltung geboren, sie wird im Laufe der Jahre zu einer schlechten Gewohnheit. Und wie es mit jahrelangen Angewohnheiten so ist, verschwinden sie auch nicht von heute auf morgen.

Möglicherweise wird für Sie am Anfang diese „königliche" Haltung etwas ungewohnt sein, aber mit der Zeit wird sie zu Ihrer zweiten Natur.

Wenn Sie jedoch konsequent daran arbeiten und Ihren Körper wieder zu seiner vollen Größe „ausfahren" und gleichzeitig Ihre Gesichtsmuskulatur aufbauen und festigen, werden Sie bald am erarbeiteten Resultat große Freude haben: ein jugendliches Gesicht voller Ausstrahlung und Spannkraft.

Ausführung:

Stellen Sie sich geistig vor, Sie tragen am höchsten Punkt des Kopfes eine Krone, das Kinn steht im rechten Winkel zum Hals. So halten Sie Kopf, Hals und Wirbelsäule automatisch gerade. Nun versuchen Sie, die Krone sanft in Richtung Himmel oder Decke hochzudrücken, bis Sie Ihre maximale Körpergröße erreicht haben und es sich für Sie angenehm und natürlich anfühlt.

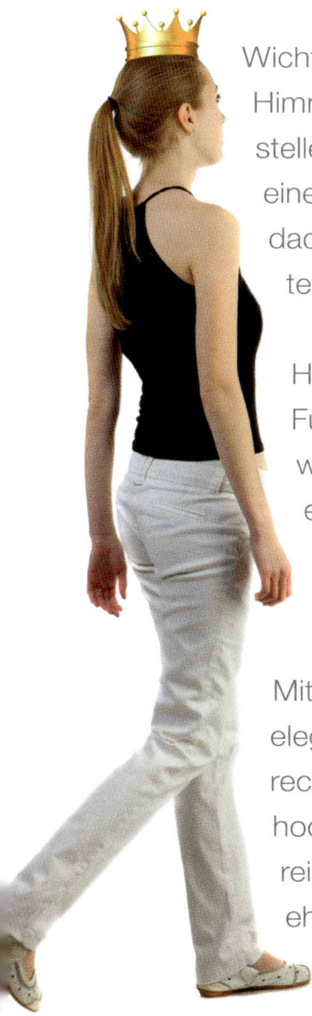

Wichtig: Erst wenn Sie die Krone in Richtung Himmel oder Decke drücken, werden Sie feststellen, dass sich zwischen Hals und Schultern eine spürbare Spannung aufbaut und sich dadurch die Schultern automatisch nach hinten aufspannen.

Halten Sie Ihr Gewicht etwas mehr auf den Fußballen, wenn Sie mit Ihrem Gewicht vorwiegend auf den Fersen stehen, neigen Sie eher zu einer schlaffen Haltung. Probieren Sie es aus, Sie werden den Unterschied sofort bemerken.

Mit dieser Haltung wirken Sie natürlich und elegant. So wirken Sie nicht krampfhaft aufrecht, wie bei dem bekannten Satz: „Kopf hoch, Schulter zurück, Brust raus, Bauch rein.“ Das sieht unnatürlich aus und Sie sehen eher aus, als hätten Sie einen Besenstiel verschluckt.

GLÄTTUNG UND DAS ANHEBEN DER STIRN

Diese in jeder Hinsicht sehr wirkungsvolle Übung kräftigt die ganze Stirnmuskulatur. Es werden dadurch Falten zwischen den Brauen (Zornesfalten) und Querfalten an der Stirn geglättet. Die Augenbrauen werden wieder angehoben und das Absinken der Lider wird verhindert.

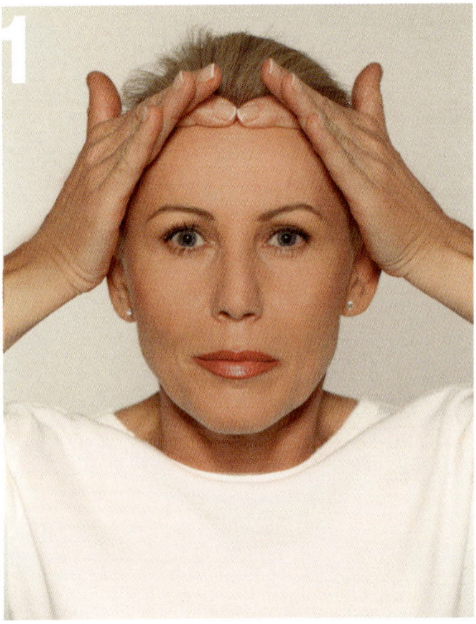

1. Legen Sie die Zeigefinger oben entlang des Haaransatzes fest an die Stirn. Die Zeigefinger sind nicht gekrümmt, sondern fast, aber nicht ganz gestreckt. Die Hände seitlich hinter den Schläfen fest an den Kopf drücken, um ein Verrutschen der Zeigefinger während der Übung zu vermeiden. Die Daumen zeigen nach oben. Die Zeigefinger berühren einander an den Spitzen und liegen während der ganzen Übung mit ihrer gesamten Länge fest an der Stirn.

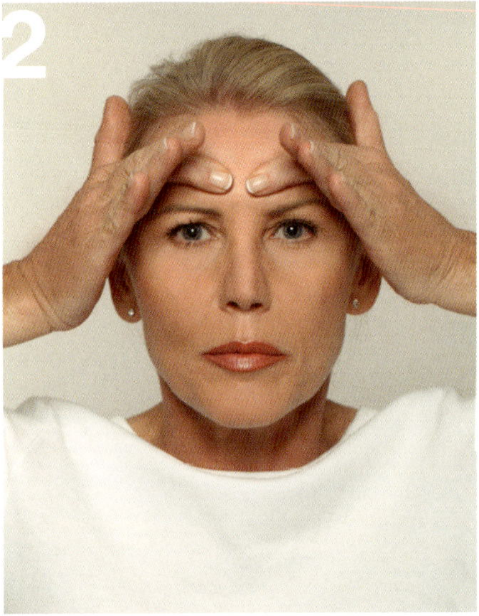

2. Nun schieben Sie die Stirn mithilfe der Zeigefinger fest nach unten. (Bewegen Sie nicht nur die Zeigefinger nach unten, sondern die ganze Hand.) Stellen Sie sich vor, Sie würden eine fast leere Senftube ausdrücken wollen. Stoppen Sie ca. 1-2 cm oberhalb der Brauen. Dann ziehen Sie die Zeigefinger zwischen den Brauen auf eine maximale Distanz von ca. 1 cm auseinander, was die Bildung von Zornesfalten verhindert. Den Druck nach unten nicht lockern. Sie befinden sich nun in der Ausgangsposition.

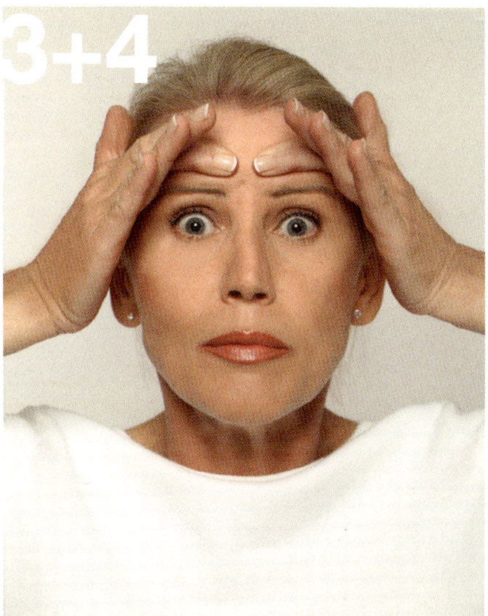

Achtung!
Drücken Sie die Zeigefinger während der ganzen Übung mit einem konstanten Druck nach unten, um das Entstehen von Querfalten an der Stirn oberhalb der Zeigefinger zu vermeiden.

3. Nun spannen Sie die Stirnmuskulatur kräftig an, indem Sie die Augenbrauen gegen den Widerstand der Zeigefinger im Sekundentakt **15 Mal** fest nach oben drücken. Nach jeder Anspannung die Stirn wieder entspannen. Bei richtiger Ausführung sind die Augen bei jedem Hochdrücken der Brauen weit aufgerissen.

4. Nach diesen 15 Wiederholungen drücken Sie noch einmal die Brauen fest nach oben und halten diese Spannung für **30 Sekunden.**

STRAHLENDE, GROSSE AUGEN

Diese Übung trainiert den Augenringmuskel, der das ganze Auge umgibt. Das obere und untere Augenlid werden gekräftigt. Dadurch wirken die Augen wieder größer und die Übung hilft sehr gut gegen Krähenfüße.

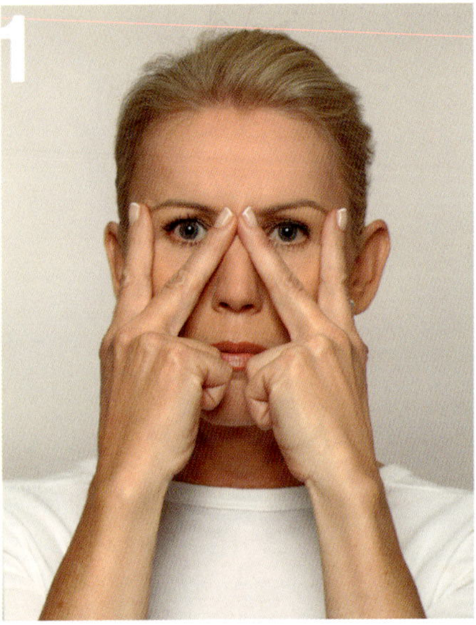

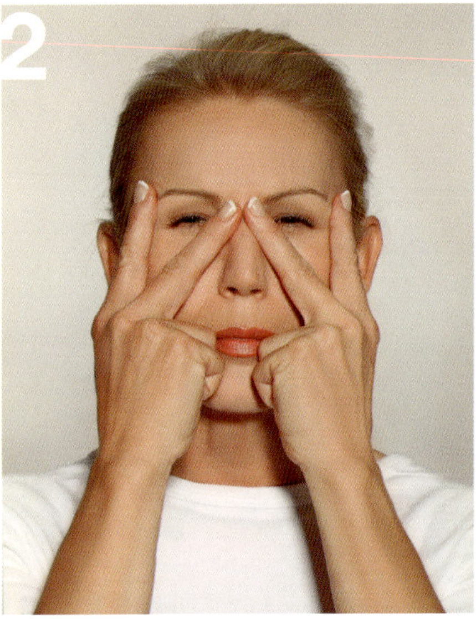

1. Legen Sie die Mittelfinger oberhalb der Nasenwurzel zwischen die Augenbrauen und die Zeigefinger mit leichtem Druck an die äußeren Augenwinkel. Der sanfte Druck der Zeigefinger soll verhindern, dass sich während der Übung Krähenfüße bilden. Sie befinden sich nun in der Ausgangsposition.

2. Nun spannen Sie die unteren Augenlider an. (Stellen Sie sich vor, Sie würden in ein grelles Licht sehen oder eine viel zu kleine Schrift lesen.) Die Unterlider schieben sich dadurch nach oben. Auch die Oberlider gehen dabei nach unten, das Auge aber noch nicht ganz schließen, es bleibt während jeder Anspannung noch ca. 1 – 2 mm geöffnet. Sie sollten bei jeder Anspannung ein leichtes Pulsieren seitlich der Augen spüren. Diese Spannung eine Sekunde halten und wieder entspannen. Wiederholen Sie dieses An- und Entspannen **10 Mal**.

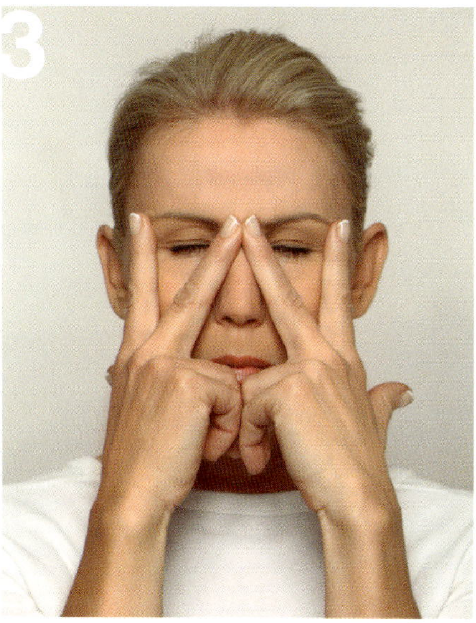

3. Die Unterlider noch einmal kräftig anspannen und die Augen nun fest schließen, aber Sie sollten sie nicht zusammenkneifen. Diese Spannung **30 Sekunden** halten. Achten Sie darauf, dass die Unterlider während der ganzen 30 Sekunden kräftig angespannt bleiben und Sie diese Anspannung während dieser Zeit nicht lockern.

Achtung!
Die Stirn bleibt ruhig. Während der ganzen Übung sollte der Blick auch bei geschlossenen Augen immer geradeaus sein.
Sollten sich bei Ihnen während jeder Anspannung am Unterlid Falten bilden, dann legen Sie in diesem Fall Ihre Mittelfinger auf das Unterlid um diese zu vermeiden.

STRAFFUNG DES OBEREN AUGENLIDS

Diese Übung strafft das bewegliche Augenlid. Dadurch werden Schlupflider verhindert und es wird erschlafften Augenlidern vorgebeugt.

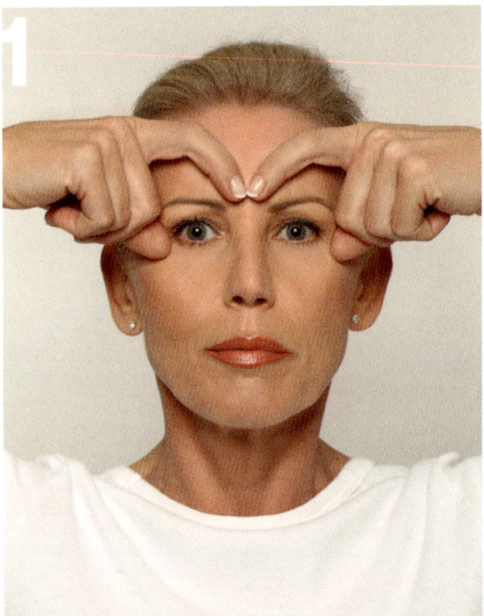

1. Legen Sie Ihre Daumennägel an die äußeren Augenwinkel, das untere Daumengelenk ist dabei abgewinkelt. Dies vermeidet die Bildung von Krähenfüßen während der Übung. Die Zeigefinger liegen zwischen den Augenbrauen. Sie sind nun in der Ausgangsposition.

Achtung: Die Stirn nicht in Falten legen, sie bleibt während der ganzen Übung ruhig.

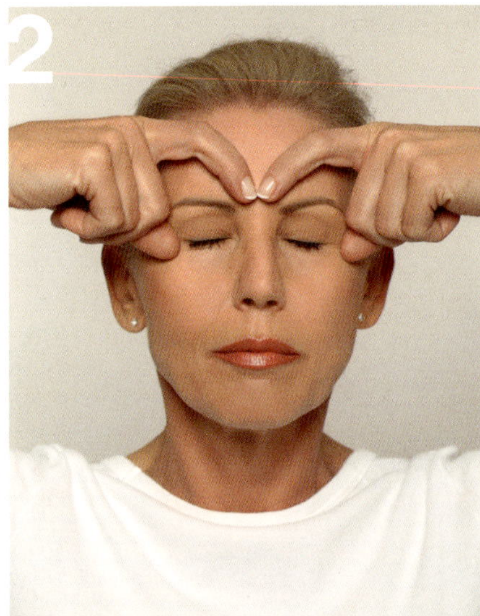

2. Spannen Sie nun die Unterlider fest an. (Stellen Sie sich vor, Sie müssten in ein grelles Licht sehen.) Dann schließen Sie die Augen.

Nun rollen Sie die Augen nach oben, als würden Sie durch die geschlossenen Augen zur Decke sehen wollen. Halten Sie diese Position **40 Sekunden.**

Achtung: Lockern Sie während des Zählens nicht die Spannung der Unterlider. Der Blick bleibt bei geschlossenen Augen während der ganzen 40 Sekunden nach oben gerichtet.

KRÄFTIGUNG DES UNTEREN AUGENLIDS

Diese Übung kräftigt besonders die unteren Augenlider. Sie vermindert oder beseitigt Tränensäcke und hebt tief liegende Augen an.

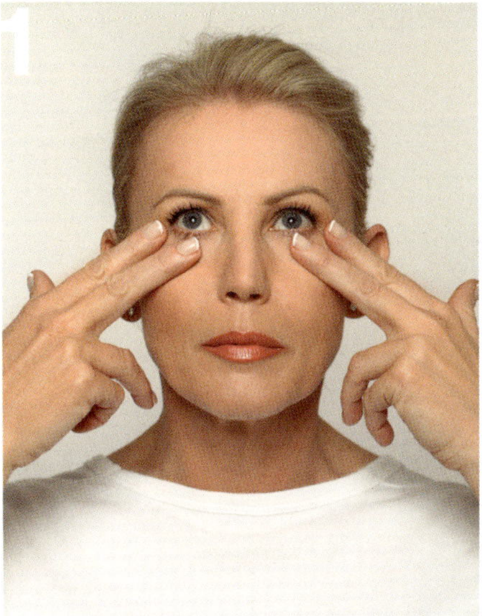

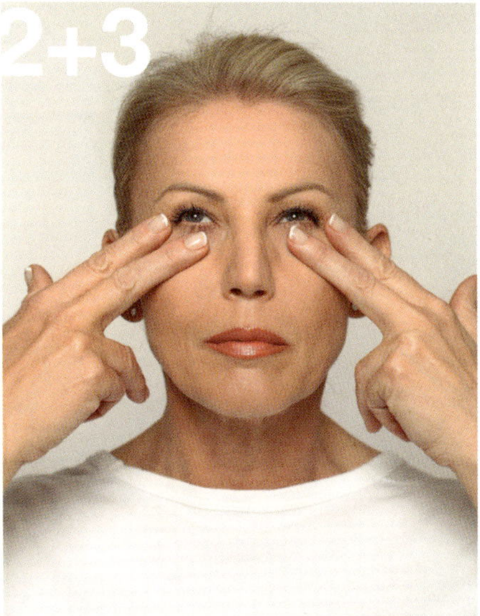

1. Legen Sie die Zeigefinger seitlich an die Augenwinkel, um die Bildung von Krähenfüßen während der Übung zu vermeiden. Die Mittelfinger liegen mit sehr sanftem Druck ca. 1 cm unterhalb der Augen. Sehen Sie nun leicht nach oben und fixieren Sie einen Punkt. Sie sind nun in der Ausgangsposition.

Achtung: Während der ganzen Übung bleibt der Blick an diesem Punkt haften.

2. Spannen Sie nun die Unterlider fest an. (Denken Sie wieder, Sie müssten in ein grelles Licht sehen.) Lassen Sie sie dann wieder locker. Bei jeder Anspannung spüren Sie mit dem Mittelfinger, wie sich die unteren Augenlider heben. Wiederholen Sie diese An- und Entspannung **10 Mal**.

3. Dann das Unterlid noch einmal fest anspannen und diese Spannung **30 Sekunden** halten, ohne die Augen zu schließen. Sie fixieren noch immer Ihren Punkt oben.

VOLLE UND FESTE WANGEN

Durch diese Übung werden die Wangen im oberen Bereich gehoben und vergrößert. Volle Wangen verleihen dem Gesicht eine besonders jugendliche Note. Sie wirkt auch sehr effektiv herabhängenden Mundwinkeln entgegen.

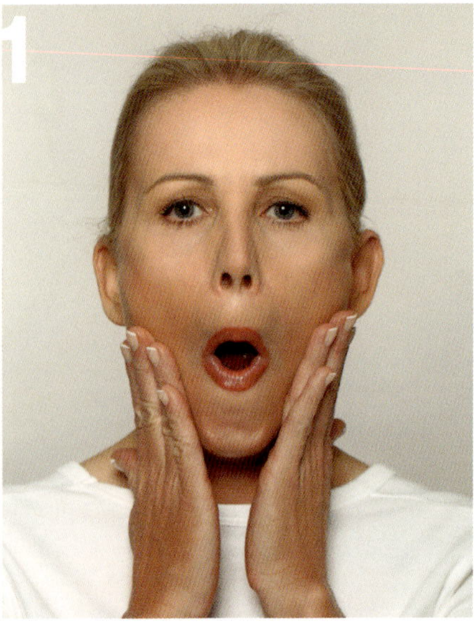

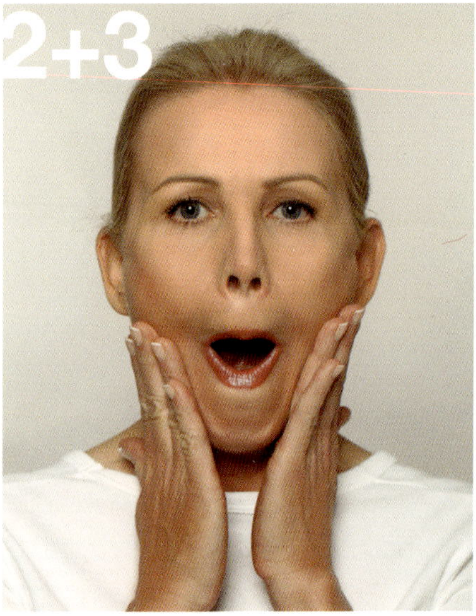

1. Öffnen Sie den Mund und pressen Sie besonders die Oberlippe fest an die Zähne. (Das verhindert Augenfältchen während der Übung.) Die Mundwinkel noch nicht nach innen ziehen. Mit den Händen streifen Sie die Mimikfalten seitlich des Mundes sanft glatt. Sie sind nun in der Ausgangsposition.

Achtung: Es dürfen sich während der ganzen Übung keine Augenfältchen bilden, auch die Stirn ist ganz ruhig. Die Oberlippen bleiben während der ganzen Übung fest an die Zähne gepresst.

2. Lächeln Sie nun so breit wie möglich, besonders mit der Oberlippe, indem Sie die Mundwinkel ganz fest zur Seite und nach innen drücken, als wollten Sie ein ganz breites „e" sprechen. Dann nur die Mundwinkel wieder entspannen, aber nicht die Lippen auf den Zähnen lockern. Wiederholen Sie dieses An- und Entspannen der Mundwinkel langsam **30 Mal**. Die Wangen schieben sich dabei jedes Mal nach oben.

3. Anschließend die Mundwinkel noch einmal zu einem breiten Lächeln bzw. „e" fest nach innen drücken und diese Anspannung **30 Sekunden** halten.

GLÄTTUNG DER NASOLABIALFALTE

Ausgeprägte Mund-/Nasenfalten werden durch diese Übung wieder aufgefüllt und geglättet.

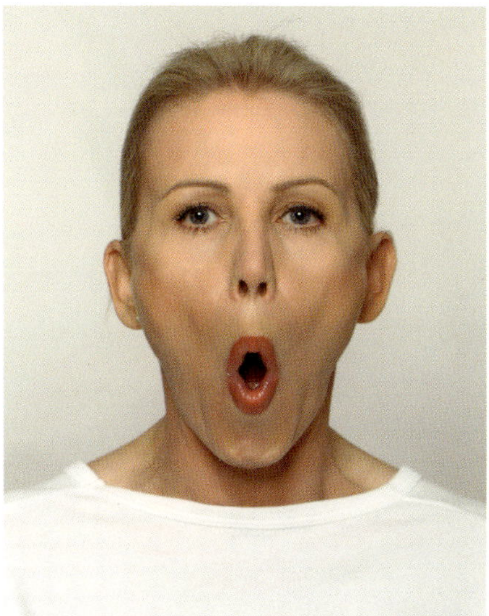

Öffnen Sie den Mund und senken Sie den Unterkiefer, soweit es Ihnen möglich ist, nach unten. So formen Sie ein langes und schmales >0<.
Ziehen Sie nun die Oberlippe, so fest es Ihnen möglich ist, entlang der vorderen Zähne nach unten. Sie sollten seitlich der Nase ein sehr starkes Ziehen spüren. Die Mundwinkel während der ganzen Übung nicht nach innen ziehen. Diese Position **40 Sekunden** halten. Den festen Zug der Oberlippe nach unten während dieser Zeit nicht lockern. Denken Sie an das Bild „Der Schrei" von Edvard Munch.

Achtung!
Bei richtiger Ausführung ist die Nasolabialfalte während der ganzen 40 Sekunden fast oder ganz glatt. Sollten sich bei Ihnen während dieser Übung Lippenfältchen bilden, dann glätten Sie diese während der Übung mit den Fingern durch einen sanften Druck. Sollten sich Falten am Kinn bilden, streifen Sie diese mit den Händen sanft zur Seite.

FORMEN DER NASE

Nasen werden im Alter breiter und die Spitzen senken sich ab. Diese Übung wirkt dem sehr effektiv entgegen, da die Nasenspitze wieder gestrafft wird.

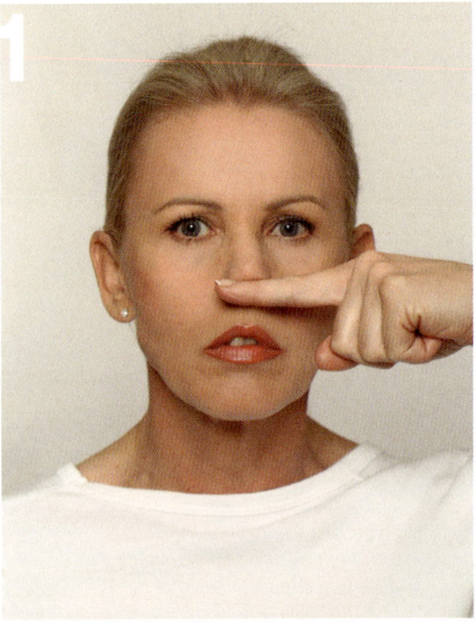

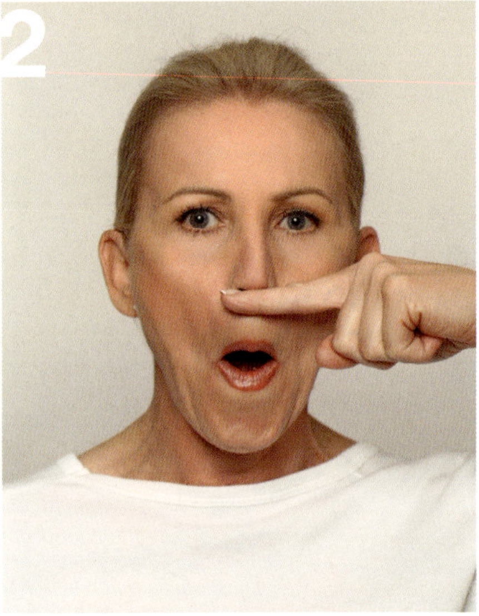

1. Drücken Sie die Nase mit der Kuppe des Zeigefingers etwas hoch – nicht zu fest, nur mit leichtem Widerstand. Der Mund ist locker geöffnet. Sie sind nun in der Ausgangsposition.

Achtung: Der leichte Druck des Zeigefingers nach oben an der Nase bleibt während der ganzen Übung konstant.

2. Nun drücken Sie die Oberlippe mit einer schnellen Bewegung nach unten und pressen Sie sie gegen die vorderen Zähne. Diese Spannung 1 Sekunde halten und dann die Oberlippe wieder lockern. Wiederholen Sie diese Übung **40 Mal**.

Der Zeigefinger bewegt sich dabei automatisch auf und ab und Sie sollten spüren, wie die Nasenspitze bei jedem Hinunterdrücken der Oberlippe gegen den Zeigefinger drückt.

SCHÖNE UND VOLLE LIPPEN

Diese Übung kräftigt den Mundringmuskel. Die Lippen werden voller, formschöner und die Fältchen an der Oberlippe geglättet.

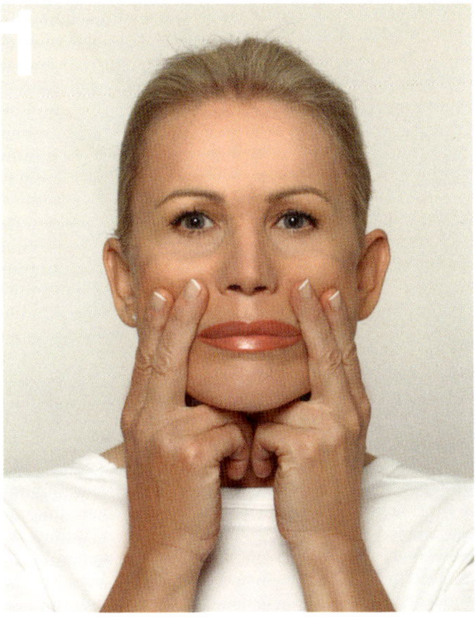

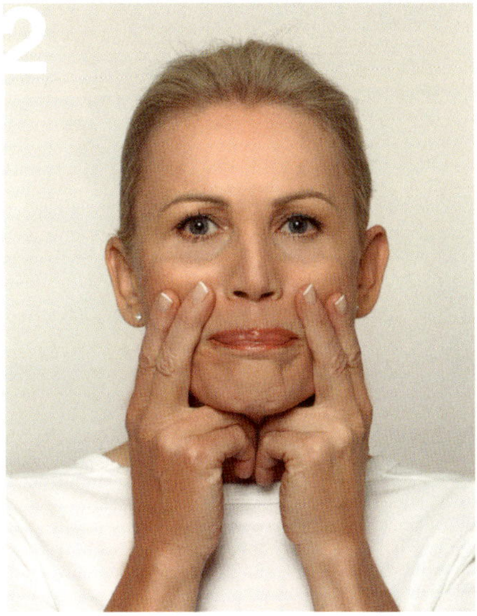

1. Schließen Sie die Lippen ganz locker. Drücken Sie sanft Mittel- und Zeigefinger an die Mundwinkel und ziehen Sie den Mund etwas breit. Das verhindert, dass sich während der Übung Lippenfältchen bilden. Sie sind nun in der Ausgangsposition.

Achtung: Nach dieser Übung sollten Sie das Gefühl haben, dass Ihre Lippen leicht angeschwollen und größer sind.

2. Nun pressen Sie die Lippen so fest Sie können aufeinander, ohne die Lippen nach innen zu rollen. Der Druck sollte vorwiegend in der Mitte der Lippen sein, nicht an den Mundwinkeln. Pressen Sie nun so lange, bis Sie einen leichten Muskelschmerz spüren. Ab dem Zeitpunkt, an dem der Schmerz eintritt, pressen Sie die Lippen noch weitere **40 Sekunden,** so fest Sie können, aufeinander.

Achtung: Die Lippen nicht „spitzen", die Zähne nicht zusammenbeißen und atmen Sie ruhig durch die Nase.

FESTIGUNG DER UNTEREN KINNLINIE

Diese Übung stärkt die untere Kinnmuskulatur und wirkt seitlichen Kinnbäckchen entgegen. Das Gesicht erhält wieder eine gleichmäßige und straffe Kinnlinie.

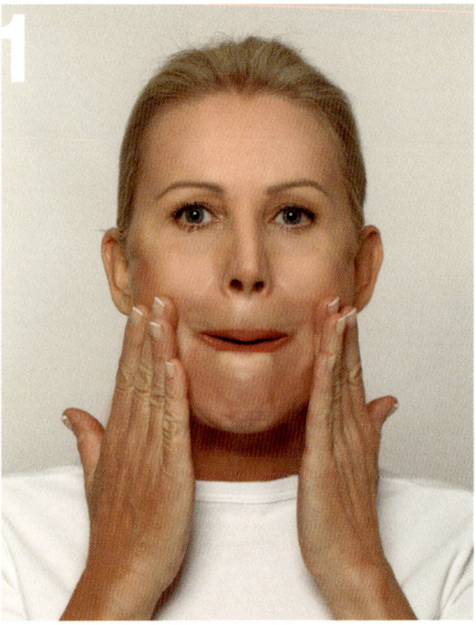

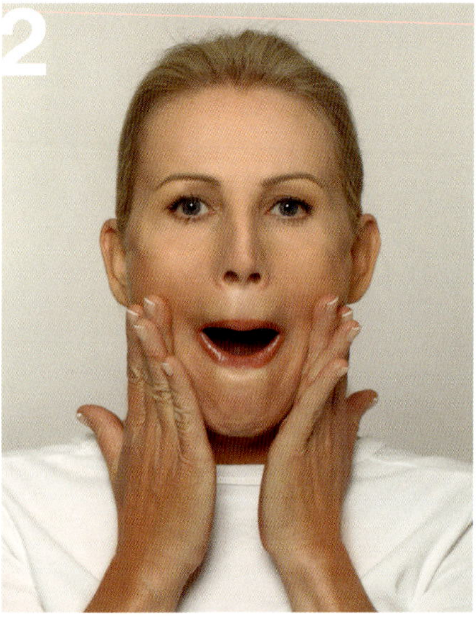

1. Öffnen Sie den Mund und stülpen Sie die Unterlippe fest über die unteren Zähne. Schieben Sie das Kinn so weit als möglich nach vorne. Dann machen Sie den Mund so breit wie möglich, so als sprechen Sie ein ganz breites „e". Sie spüren nun eine starke Anspannung entlang der unteren Kinnlinie. Die Mundwinkel bleiben während der Übung fest nach innen gedrückt. Seitliche Mimikfalten mit den Händen durch sanften Zug zur Seite glätten. Sie sind nun in der Ausgangsposition.

2. Nun bewegen Sie den Unterkiefer sehr langsam **20 Mal** auf und ab.

Achtung: Stellen Sie sich geistig vor, Sie müssten bei jeder Aufwärtsbewegung des Unterkiefers auch noch einen Widerstand zwischen den Lippen zusammenpressen (z. B. eine Spiralfeder oder einen Gummiball), das verstärkt die Übung und entlastet das Kiefergelenk.

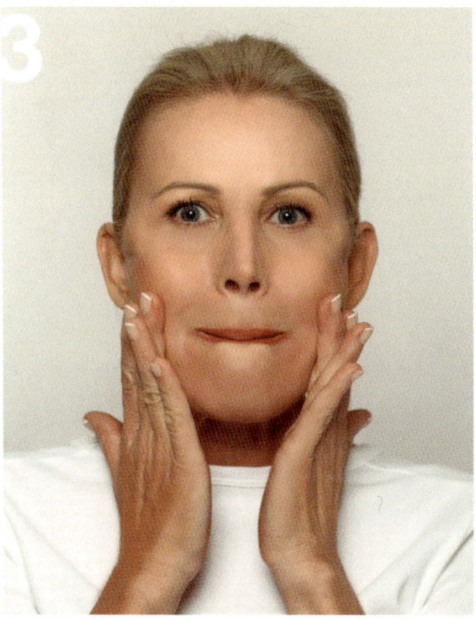

3.

3. Nun heben Sie den Unterkiefer, sodass der Mund fast geschlossen ist. Vergessen Sie nicht, dass die Lippen immer noch fest über die Zähne gestülpt sind, das Kinn so weit als möglich nach vorne geschoben ist, die Mundwinkel fest nach innen gedrückt sind und Sie dabei gleichzeitig den Mund ganz breit machen, indem Sie sich vorstellen ein breites „e" zu sprechen. Diese Spannung halten Sie nun **30 Sekunden.**

Achtung!
Diese Übung ist sehr intensiv. Beginnen Sie mit wenigen Wiederholungen und steigern Sie allmählich die Dauer der Anspannung, bis Sie durchgehend 20 Mal bzw. 30 Sekunden schaffen.

STRAFFUNG DER SEITLICHEN KINNLINIE

Diese Übung stärkt vorwiegend die hintere seitliche Kinnlinie und wirkt dem „Abwärtstrend" der seitlichen Kinnpartie erfolgreich entgegen. Schlaffe Kinnmuskulatur wird wieder nach hinten gezogen und gibt dem Gesicht die jugendlichen Konturen zurück.

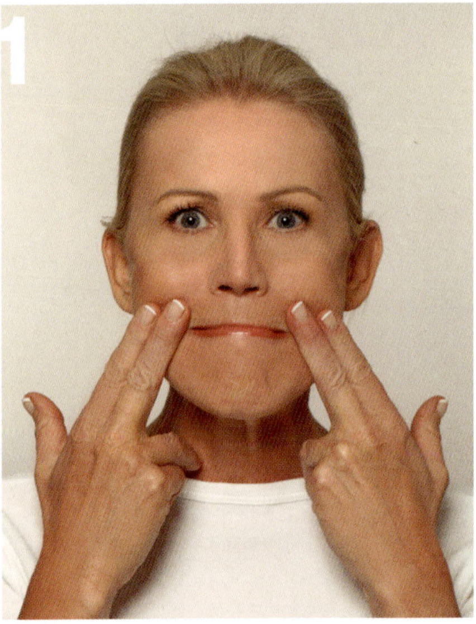

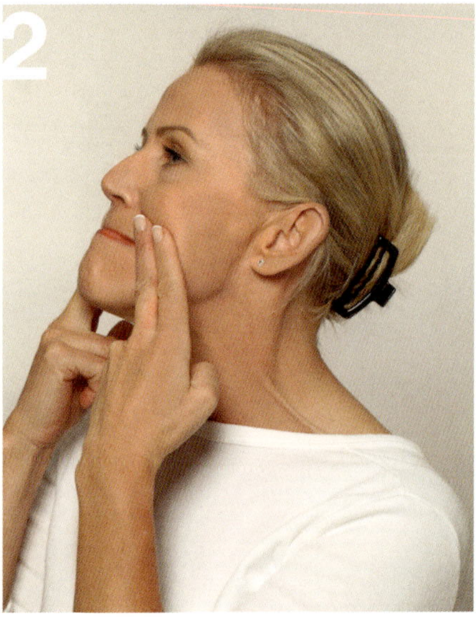

1. Schieben Sie den Unterkiefer nach vorne und stülpen Sie die Unterlippe über die Oberlippe. Dann machen Sie den Mund so breit als möglich. Mittel- und Zeigefinger mit sanftem Druck auf die Mundwinkel legen um dort Mimikfalten zu vermeiden. Sie befinden sich nun in der Ausgangsposition. Atmen Sie gleichmäßig durch die Nase.

2. Nun drehen Sie den Kopf zur rechten Seite und lächeln mit dem linken Mundwinkel ganz fest nach unten in Richtung des linken Ohrläppchens, jedoch ohne die Unterlippe zu verschieben. Nur der linke Mundwinkel bewegt sich nach unten in Richtung des linken Ohrläppchens. Sie spüren nun eine Anspannung am Ende der linken Kieferlinie. Halten Sie diese Position **25 Sekunden**. Die Augen bleiben ruhig und es bilden sich keine Falten.

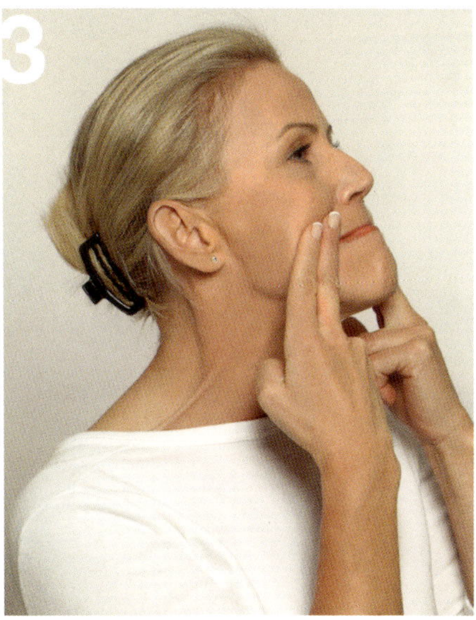

3. Nun drehen Sie den Kopf nach links und machen das Gleiche seitenverkehrt.
Das heißt, Sie drehen den Kopf zur linken Seite und lächeln nun ganz fest mit dem rechten Mundwinkel nach unten in Richtung des rechten Ohrläppchens, ohne die Unterlippe zu verschieben. Nur der rechte Mundwinkel bewegt sich nach unten in Richtung Ohrläppchen. Sie spüren nun eine Anspannung am Ende der rechten Kieferlinie. Halten Sie auch hier die Spannung **25 Sekunden**.

Achtung!
Konzentrieren Sie sich während der Anspannung darauf, dass Sie nur mit dem Mundwinkel lächeln und nicht die ganze Unterlippe in Richtung Ohrläppchen bewegen. Stellen Sie sich wieder das breite „e“ vor, nur diesmal konzentrieren Sie sich einmal auf die linke Seite und dann auf die rechte Seite.

STRAFFUNG UND FESTIGUNG DER HALSMUSKULATUR

Diese Übung strafft und festigt die ganze Halsmuskulatur und reduziert erfolgreich ein Doppelkinn, da ein solches oft durch verkürzte Halsmuskeln oder durch eine schlechte Haltung verursacht wird.

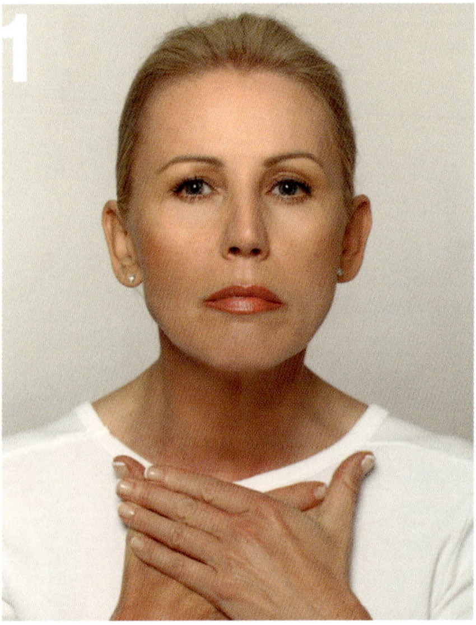

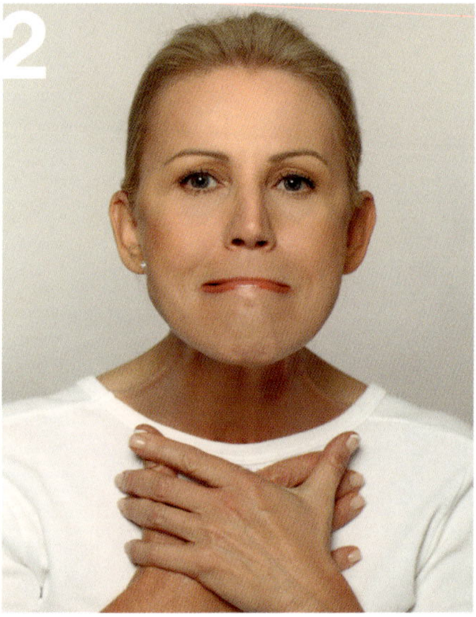

1. Nehmen Sie eine aufrechte Haltung ein, spannen Sie die Schultern zurück und lassen Sie sie nach unten sinken. Schieben Sie das Gesicht nach vorne, der Kopf bleibt noch gerade. Stellen Sie sich den Kopf einer Schildkröte vor, wie er aus dem Panzer ragt. Legen Sie nun die Hände mit einem sanften Druck auf Ihr Dekolleté.

2. Schieben Sie nun den Unterkiefer etwas nach vorne, schließen Sie den Mund und machen Sie besonders die Unterlippe so breit, wie es Ihnen möglich ist. Denken Sie wieder, Sie würden ein ganz breites „e“ sprechen. Sie spüren nun eine starke Anspannung an der gesamten Kinn- und Halsmuskulatur. Sie sind nun in der Ausgangsposition.

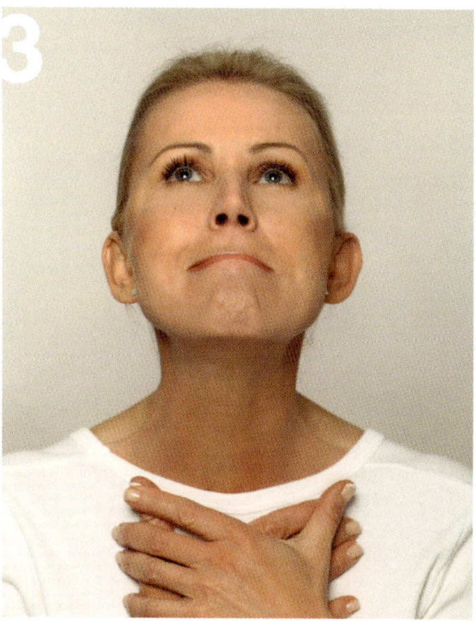

Hinweis!
Wenn Sie Probleme mit der Halswirbelsäule haben, sprechen Sie vorher mit einem Arzt, ob Sie die Übung ausführen können.

3. Lassen Sie nun den Kopf **35 Mal** mit einer sanften fließenden Bewegung nach hinten fallen und gehen Sie dann wieder in die Ausgangsposition. Jedes Mal, wenn Sie Ihren Kopf nach hinten fallen lassen, spüren Sie eine Spannung am Hals, besonders unterhalb des Kinns.

Achtung: Vergessen Sie nicht, während der ganzen Übung die Unterlippe so breit wie möglich zu machen, sonst spüren Sie kaum eine Spannung.

STRAFFUNG DER OBERARME

Diese Übung strafft und festigt die Oberarme. Schlaffe Oberarme verraten oft das Alter und sind bei ärmelloser oder kurzärmeliger Kleidung nicht sehr vorteilhaft. Ich finde, zu einem straffen Gesicht gehören auch feste Oberarme.

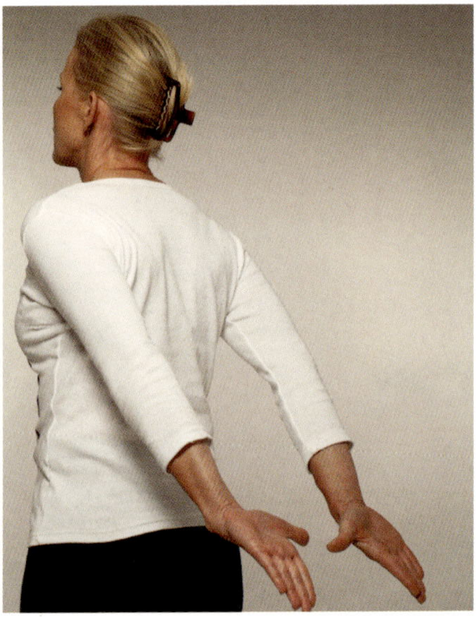

Stellen Sie sich aufrecht hin, Füße parallel und schulterbreit auseinander, Gesäß anspannen. Führen Sie nun die Arme gestreckt nach hinten und drücken Sie diese, so weit es Ihnen möglich ist, nach oben. Die offenen Handflächen zeigen zur Decke, die Daumen sind gestreckt. Nun versuchen Sie, mit schnellen und kurzen Flatterbewegungen **100 Mal,** dass sich die Daumen berühren. Sie spüren bei jeder Bewegung eine starke Anspannung in den Oberarmen.

ENTSPANNUNG UND SANFTE BERÜHRUNG ZUM SCHLUSS

Diese Übung überträgt sanfte Energie und entspannt das Gesicht nach dem Training. Ich empfehle diese Übung auch zwischendurch, wenn Sie emotional oder körperlich gestresst sind. Diese Technik hilft, „verhärtete" Gesichtszüge zu lösen.

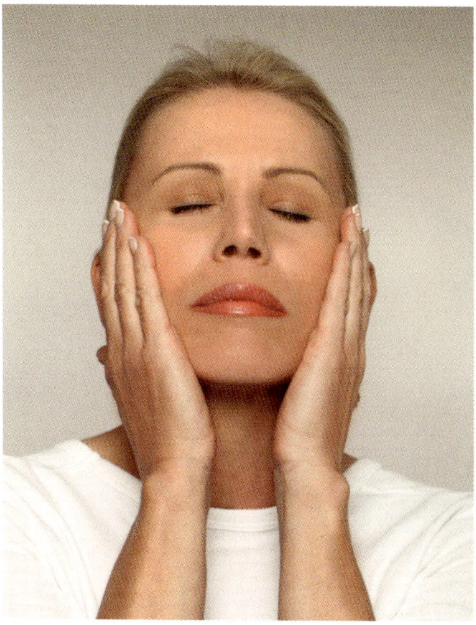

Sitzen oder stehen Sie entspannt und schließen Sie die Augen. Reiben Sie sich nun mehrmals Mal fest die Hände, bis die Handflächen ganz warm sind. Durch das Reiben der Hände entsteht Energie, die sich auf das Gesicht überträgt.

Nun streifen Sie sich mit den „energiegeladenen" Handflächen sanft über Ihr Gesicht. Stellen Sie sich geistig vor, wie sich Ihr Gesicht entspannt und glättet.

„In der Jugend läuft man mit der Gesundheit dem Geld hinterher, und im Alter mit dem Geld der Gesundheit."

(unbekannt)

TIPPS

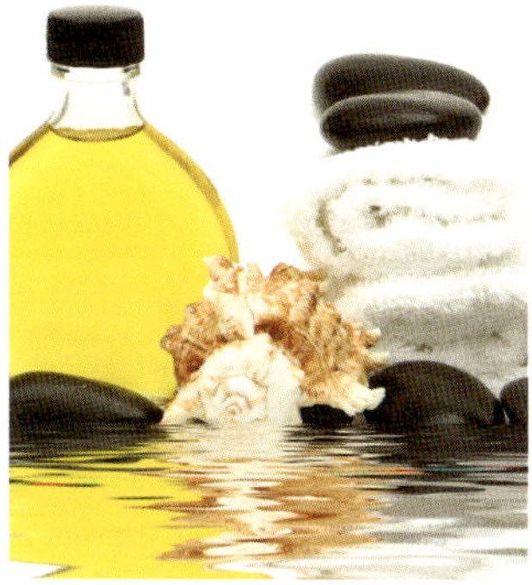

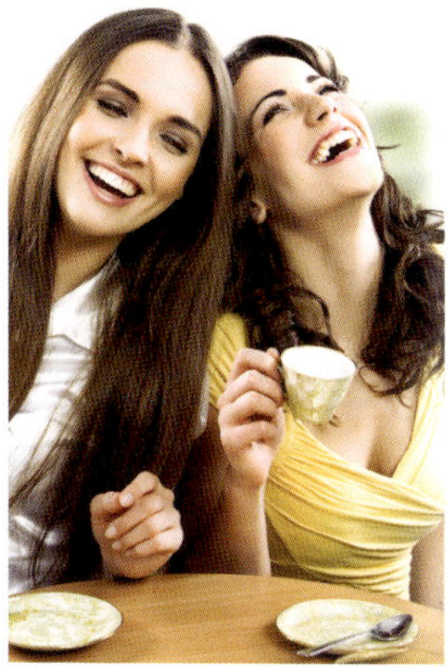

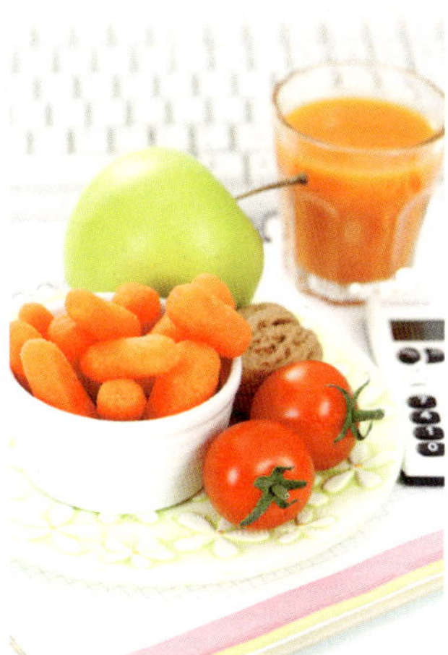

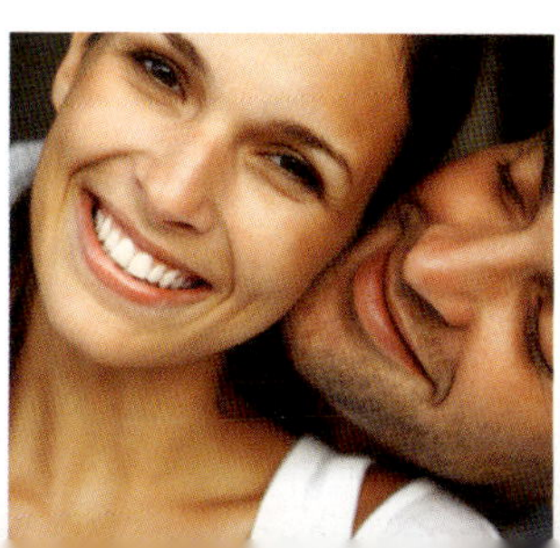

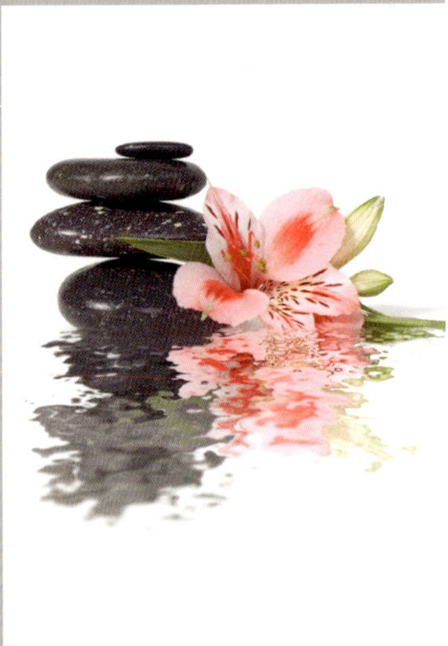

WEITERE TIPPS MIT GUTEN AUSWIRKUNGEN FÜR IHRE GESUNDHEIT, SCHÖNHEIT UND AUSSTRAHLUNG

Schönheit ist immer die Summe verschiedener Faktoren. Dazu gehören unter anderem eine gesunde Ernährung und ausreichend Schlaf ebenso wie eine glückliche Beziehung und Lebensfreude, um nur einige Beispiele zu nennen.

Da jeder Mensch ein Unikat ist, jeder seine persönliche Geschichte hat und eine einzigartige Kombination aus mentalen, emotionalen und körperlichen Faktoren ist, kann der eine Tipp für Sie genau der richtige sein, für andere wiederum passt er aus verschiedenen Gründen nicht. So nach dem Motto: Was dem einen hilft, muss dem anderen nicht helfen. Ich würde mich freuen, wenn Ihnen der eine oder andere Tipp hilft oder einfach nur „guttut".

Jeder Tipp und jede Empfehlung sind hier nur Kurzfassungen und sollten nur als Anregungen dienen. Sollten Sie sich von einem bestimmten Thema angesprochen fühlen und mehr darüber erfahren wollen, finden Sie in Büchern oder auf Webseiten vertiefende Informationen. Im Anhang finden Sie ein Literaturverzeichnis, verschiedene Adressen, Links oder Bezugsquellen.

Noch ein Hinweis, der mir besonders wichtig ist:

An den folgenden Tipps und Empfehlungen, wie z. B. Büchern, Heilmethoden oder sonstigen Quellen, verdiene ich nichts und erhalte keinerlei Provisionen. Fast alle Menschen, die hinter diesen Informationen stecken, wissen bis heute nicht, dass Sie in meinem Buch erwähnt werden, manche erfuhren es irgendwann durch Zufall oder wissen es bis heute nicht.

Alle Tipps resultieren aus meiner eigenen langjährigen Erfahrung, dem positiven Feedback meiner Kundinnen und der Überzeugung, dass bestimmt auch für Sie ein Tipp hilfreich sein kann.

Und wenn nur ein Tipp für Sie dabei ist, der durch eine kleine Änderung oder Anwendung einen Neuanfang in Ihrem Leben bewirkt, Gesundheit und Schönheit, Vitalität und Glück steigert, habe ich mit diesem Buch mein Ziel erreicht.

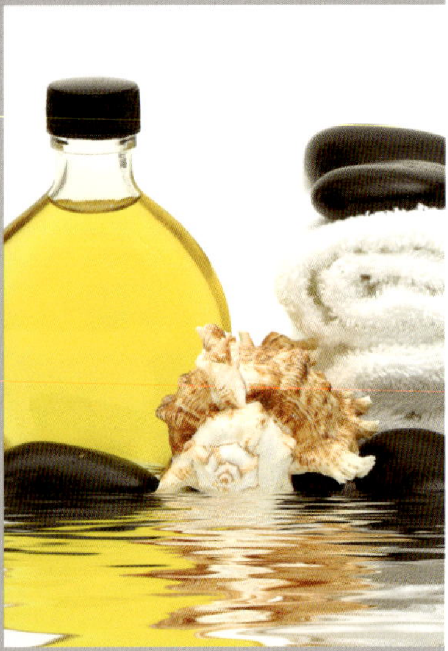

ARGANÖL – SCHLÄGT SO MANCHE SPITZENKOSMETIK

Die richtige Pflege zu finden, ist in Anbetracht des inzwischen unüberschaubaren Angebots für viele sehr schwierig. Ich lernte Damen kennen, die weit über 60 Jahre alt waren und ein fast faltenfreies, jugendliches Hautbild hatten, obwohl sie außer Nivea noch nie etwas anderes verwendet hatten.

Andererseits gibt es viele Damen, die seit jungen Jahren extrem viel Geld in teure Kosmetika investieren, dies aber weder am Hautbild noch an einer geringeren Faltenbildung erkennbar ist – im Gegenteil: Die Haut erweist sich oft als äußerst „undankbar", je mehr man ihr gibt.

Jede Haut und die Anlagen eines Menschen sind unterschiedlich und es ist nicht leicht, genau die richtige Pflege für sich zu finden. Ich möchte hier keine Marke als gut oder schlecht bewerten – wenn Sie die für sich passende Pflege gefunden haben und sich mit ihr gut fühlen, bleiben Sie dabei!

Ich persönlich pflege mein Gesicht seit Jahren ausschließlich nur mehr mit reinem Argan-Hautöl. Dieses Öl hat auf das Bindegewebe und die Haut eine unglaublich positive Wirkung. Es wird auch das „Gold aus Marokko“ genannt und man konnte Arganöl bereits eine zellverjüngende Wirkung nachweisen. Man bekommt inzwischen immer mehr Produkte bekannter Marken, worin dieses Öl als Zusatz beigegeben ist. Ich verwende das pure Öl. Wichtig ist, dass Sie es nur auf die feuchte Haut auftragen. Es zieht wunderbar schnell ein und die Haut ist anschließend samtig weich. Dieses Öl hat bei mir bisher jede namhafte Spitzenkosmetik um Längen geschlagen. Meine Haut war von meiner jahrelangen Hautkrankheit geschädigt, da ich über viele Jahre Cortisoncremes verwenden musste. Arganöl hat mir geholfen, meine Haut wieder völlig gesund zu pflegen und mein Gesicht ist bis heute faltenfrei. Viele meiner Kundinnen, die Arganöl ausprobierten, sind begeistert und konnten nach kurzer Zeit eine Verbesserung ihres Hautbildes feststellen. Manche pflegen ihr Gesicht inzwischen ausschließlich mit Arganöl, einige nehmen es z. B. nur abends und tragen morgens ihre normale Tagespflege auf. Dieses Öl gibt es auch zur inneren Einnahme. Durch seine wertvollen Inhaltsstoffe ist es auch ein wunderbares Naturheilmittel gegen viele Krankheiten.

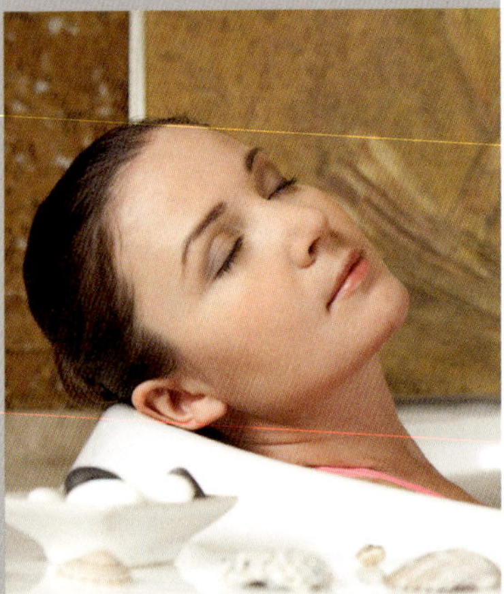

„NATRONBAD“ – ALTES WISSEN NEU ENTDECKT

In den vergangenen Jahren werden immer mehr Basenbäder verschiedenster Marken angeboten. Ich bin durchaus überzeugt, dass viele Produkte sehr gut sind. Meistens steht oft in ihrer Beschreibung zur Anwendung, dass die Dauer eines Vollbades nur eine halbe bis max. eine Stunde dauern soll, und das finde ich sehr schade.

Als ich einmal als Kind mit meiner Mutter spazieren ging, trafen wir eine über 80-jährige Frau. Sie sah mich an und es wurde, wie sooft, über meine Krankheit gesprochen, die ja auch für niemanden zu übersehen war. Sie gab meiner Mutter für mich einen Tipp, sie nannte es „Natronbad“. Dieses Bad bewirkte eine starke Erleichterung und der Juckreiz reduzierte sich auf ein erträgliches Maß.

Wenn ich auch schon längst von dieser Krankheit geheilt bin, wende ich dieses „Zauberbad“ zur inneren Entsäuerung des Körpers über die Haut bis heute an. Dieses Bad wirkt Wunder, beugt vielen Krankheiten vor, macht die Haut samtigweich und wirkt sogar gegen Cellulite.

Ich kaufe mir einfach in der Apotheke ein halbes Kilo Natriumhydrogencarbonat – das ist im Grunde nur Speisesoda – und bade darin bei ca. 37 Grad mindestens drei Stunden lang. Mit jeder weiteren Stunde erhöht das Bad seine sensationelle Wirkung. Erst ab einer Dauer von drei Stunden ist das Dauerbad (Auslaugebad) soweit in das Innere des Körpers vorgedrungen, dass es die Organe erreicht hat. Diese Organe werden nun „gebadet", entgiftet, entsäuert und entspannt. Ich mache dieses „Jungbrunnenbad" ein Mal im Monat vor dem Schlafengehen, trockne mich anschließend nur leicht ab und lasse das Bad auf meiner Haut die ganze Nacht nachwirken. Durch dieses Bad konnte ich meine trockene Haut total vom Eincremen entwöhnen, da man anschließend kein Spannungsgefühl hat und die Haut immer weniger nach einer Creme „schreit".

Ich habe zu dieser Methode viel recherchiert. Es ist ein über 10 000 Jahre altes Verfahren und manche Kulturen wenden es bis heute regelmäßig an. Bei uns wird dieses Verfahren leider kaum mehr praktiziert.

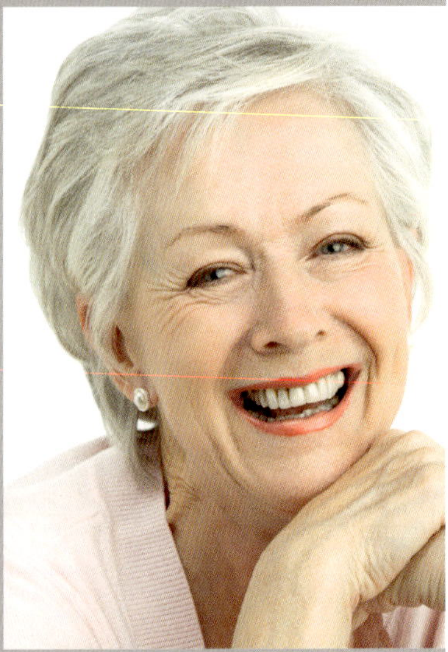

WECHSELJAHRE – DER MYTHOS ÖSTROGENMANGEL

Im Alter von 48 Jahren spürte ich die Wechseljahre mit all ihren unangenehmen Begleiterscheinungen. Trotz gesunder Ernährung und Sport kamen die „Hormonröllchen" an den Hüften und am Bauch, ich kämpfte mit Wallungen und schlechtem Schlaf. Ich wurde über zwei Jahre, wie sehr viele, mit Östrogen „versorgt" und somit völlig falsch therapiert. Das möchte ich Ihnen ersparen und deshalb widme ich diesem Thema ein Kapitel, da viele meiner Leserinnen im Alter von +/- 50 sind und naturgemäß auch davon betroffen sein könnten. Auch jüngere Frauen vor der Menopause können davon betroffen sein.

Bis heute hält sich der unbelegte Mythos in der Schulmedizin, dass Beschwerden der Wechseljahre aus reinem Östrogenmangel entstehen. Deshalb werden betroffene Frauen, so wie ich, mit Östrogenen in jeglicher Form therapiert. Bei mir wurde nichts besser – im Gegenteil, bis mich eine Kundin, auch ein ehemaliges Opfer, aufklärte und mir den erlösenden Weg zeigte.

Kurz und einfach erklärt: Durch das Ausbleiben des Eisprungs in der Menopause bildet sich kein Gelbkörperhormon, somit findet auch keine ausreichende Progesteronproduktion statt. Dies führt zu Progesteronmangel, das wiederum führt dazu, dass das Östrogen überwiegt, und dann haben wir sogar eine **Östrogendominanz** und keinen Östrogenmangel!
Denn wenn Östrogen nicht durch natürliches Progesteron ausbalanciert wird, entstehen diese typischen gesundheitlichen Störungen. Das heißt, Östrogen und Progesteron brauchen sich gegenseitig. Nur wenn das Gleichgewicht dieser beiden Hormone vorhanden ist, fühlt sich die Frau wieder wohl und ist weitgehend beschwerdefrei.

Wenn Sie dieses Thema interessiert, finden Sie ausführlichere Informationen im Internet. Geben Sie „Östrogendominanz“ als Suchbegriff ein und Sie werden schnell fündig. Es gibt auch gute Bücher darüber. Ich persönlich würde mir wünschen, ich hätte früher davon erfahren. Nachdem ich natürliches Progesteron in Form einer Creme verschrieben bekam, fühlte ich mich nach wenigen Wochen wieder wohl.

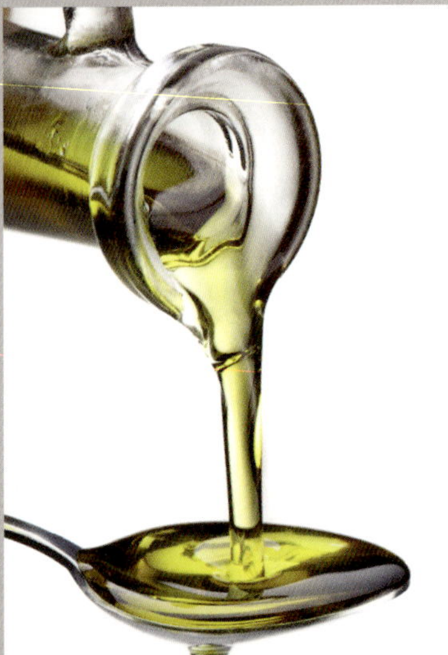

ÖLZIEHEN – HEIL- UND SCHÖNHEITSVERFAHREN AUS RUSSLAND

Dieses einfache und billige biologische Heil- und Schönheitsverfahren wirkt auf den ganzen Organismus.

Ölziehen hat neben seiner vorbeugenden und heilenden Wirkung bei vielen Krankheiten auch großen Einfluss auf das Aussehen und das gesamte Hautbild. Ich habe schon einige Bücher darüber gelesen und mich mit Ganzheitsmedizinern darüber unterhalten. Die Resultate dieser Heilmethode sind verblüffend und deren Wirkung einfach erklärt.

Die Mundhöhle ist für Mundtrichomonaden und Parasiten ein wahres Paradies. Der Körper produziert am Tag bis zu 2 Liter Speichel. Dieser wird durch die Nahrung in die Speiseröhre und anschließend weiter in den Darm transportiert. Daher ist es sehr wichtig, den Fluss von Trichomonaden und deren Giften aus der Mundhöhle in den Organismus zu verringern.

Man nimmt am besten nach dem Aufstehen 1 EL kalt gepresstes Sonnenblumenöl (dieses Öl enthält 38% Liponsäure und ist dadurch besonders geeignet), lässt es ein paar Minuten im Mund und zieht es zwischen den Zähnen hin und her. Anschließend spucken Sie das Öl aus, spülen den Mund mit heißem Wasser gut aus und putzen sich die Zähne. Das Öl darf nicht geschluckt werden.

Ich „schlürfe" das Öl auch oft während des Tages, das lässt sich wunderbar neben manchen Arbeiten einbauen (bei Computerarbeiten, beim Kochen, Lesen, Fernsehen uvm.).

Ich schätze diese Methode neben den vielen gesundheitlichen Aspekten sehr, da man anschließend sofort sichtlich weißere Zähne hat. Den Mund während des „Schlürfens" bitte nicht „spitzen", das kann Lippenfältchen verstärken. Ich mache den Mund dabei etwas breit, presse die Lippen etwas aufeinander und bewege die Mundwinkel hin und her.

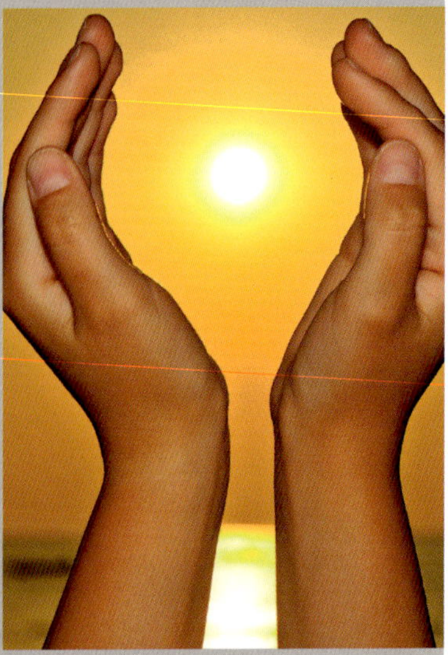

VITAMIN D - DIE NEUESTEN ERKENNTNISSE

Bis vor Kurzem war die Medizin überzeugt, Vitamin D diene lediglich dazu, Knochen und Zähne gesund zu erhalten. Inzwischen belegt die Wissenschaft, dass ein Mangel an Vitamin D viel weitreichendere Folgen hat, als bisher angenommen. Die Liste würde hier den Rahmen sprengen. Allein durch die Beseitigung dieses Mangels – und davon sind in unseren Breitengraden bereits mehr als jeder Zweite betroffen – können binnen weniger Tagen jahrelange Beschwerden und Krankheiten verschwinden. Würden diese schon viel früher mit einem Mangel an Vitamin D in Zusammenhang gebracht worden sein, wäre es vielleicht möglich gewesen, dass sie schon längst verbessert oder sogar beseitigt worden wären.

Nachdem ich Bücher über dieses Thema gelesen hatte, ließ ich meinen Vitamin D-Spiegel testen. Und tatsächlich, ich hatte gerade einmal 14 ng/ml, war also total unterversorgt. Erst oberhalb von 40 ng/ml ist man optimal versorgt und das Risiko für viele Krankheiten und Beschwerden, sogar für Krebs, verringert sich deutlich.

Seit diesem Wissen mache ich meine Kursteilnehmer und Kundinnen darauf aufmerksam. Diejenigen, die ihren Vitamin D-Spiegel testen lassen, teilen mir dann oft das Ergebnis mit. Bisher hatte noch keine Einzige!!! einen guten Wert, teilweise sogar unter 10 ng/ml. Was mir dann von den Damen, nachdem der Spiegel auf einen optimalen Wert gebracht worden war, an positiven Auswirkungen und Verbesserungen berichtet wurde, freute mich einerseits sehr, schürte bei mir aber gleichzeitig eine gewisse Wut, denn vielen hätte schon viel früher so einfach geholfen werden können.

Bitte informieren Sie sich darüber genauer. Es gibt auf Google inzwischen ausreichend Informationen und auch gute Bücher, die „Licht ins Dunkel" bringen und mit der Sonnenhysterie, Hautkrebslüge und Lichtschutzfalle sehr logisch und glaubhaft aufräumen.

Den Vitamin D-Status zu testen und dann auch auf den aktuellen Stand der Wissenschaft zu bringen, kostet weniger als ein Mittagessen mit anschließendem Kaffee und Kuchen.
Möglicherweise ist das ein Grund, warum wir erst jetzt erfahren, welche gravierenden Folgen eine massive Vitamin D-Unterversorgung hat.

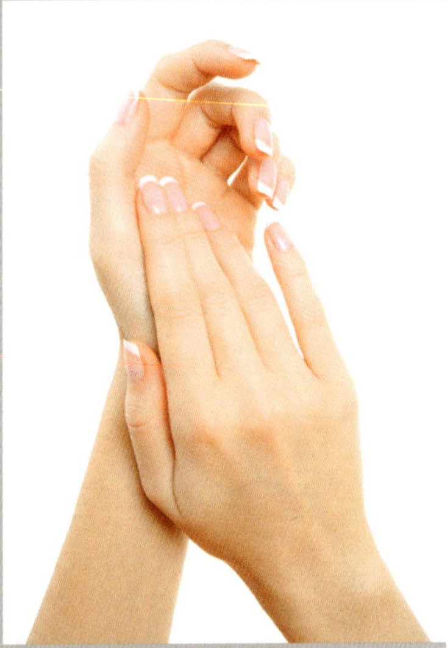

JAPANISCHES HEILSTRÖMEN – HEILENDE ENERGIE IN IHREN HÄNDEN

Mit dieser einfachen uralten japanischen Methode tun Sie unglaublich viel für Ihre Gesundheit und Schönheit.

Wenn für alles andere keine Zeit übrig ist, Heilströmen geht immer und überall – einfach, wirkungsvoll und genial.

„Alles muss fließen", lautet eine alte bekannte Redensart unserer Großmütter. Unser Körper ist von Meridianen durchzogen, durch die unsere Energieströme fließen. Japanisches Heilströmen, oder auch Jin Shin Jyutsu genannt, geht davon aus, dass es entlang dieser Meridiane Schaltstellen (Punkte) gibt, an denen sich Blockaden aufstauen. Dadurch wird der „Fluss" unserer Lebensenergie unterbrochen, da er nicht mehr ungehindert fließen kann. Gesundheit, Vitalität und auch unser Aussehen werden dadurch eingeschränkt.

Durch einfaches Auflegen von Hand oder Fingern werden blockierte Energieflüsse, die zu Krankheiten und Disharmonie führen können, gelöst. Alles kommt dadurch wieder in Fluss und die Selbstheilungskräfte werden wieder aktiv. Oft berühren wir uns unbewusst und strömen uns somit gleichzeitig. Wenn wir z. B. nachdenken oder Kopfschmerzen haben, legen wir intuitiv eine Hand an den Kopf. Von A wie Atembeschwerden bis Z wie Zahnschmerzen, für alles gibt es den richtigen Punkt, um Beschwerden zu lindern. Ich habe mir hier schon sehr oft selbst und schnell geholfen. Ich ströme mich bereits seit fast 20 Jahren und kenne alle Punkte bereits auswendig.

Einen Finger oder eine Hand hat man immer frei. Nützen Sie die heilenden Kräfte Ihrer Hände. Erfolge stellen sich hier immer ein – egal, ob gegen Schmerzen, eine Krankheit oder auch für die Schönheit. Es gibt nämlich Punkte, die besonders auf das Hautbild positiven Einfluss haben.

Bringen Sie Ihre Lebensenergie wieder in Fluss! Ihre Vitalität, Gesundheit und Ihr Aussehen werden davon unglaublich profitieren.

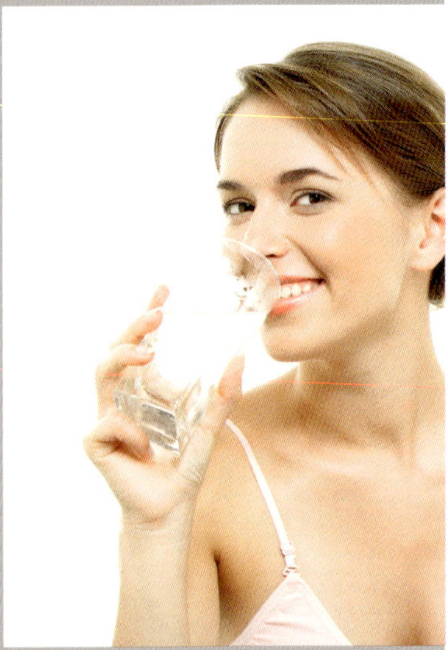

WASSER – DAS SCHÖNHEITSELIXIER NR. 1

Heute weiß fast jeder, wie wichtig es ist, genug Wasser zu trinken, und trotzdem „vergessen" viele einfach darauf.

Schönheit und eine gesunde Haut hängen sehr oft damit zusammen, wie viel und wie oft Sie am Tag trinken. Wenn Sie zu wenig trinken, nimmt sich der Körper die Flüssigkeit aus Ihren Hautzellen. Die Haut wirkt fahl, welk und faltig. Reines Wasser versorgt die Hautzellen von innen mit Feuchtigkeit und lässt sie strahlend und schön erscheinen. Oft sind kleine Knitterfältchen nur ein Mangel an Wasser. Laut Studien trinken acht von zehn Menschen zu wenig Wasser. Nachdem ich in der ersten Stunde jeder Kundin die Frage stelle, ob sie genug trinkt, kann ich diese Studie nur bestätigen.

Wasser ist für unsere Gesundheit und unser Aussehen schlichtweg unentbehrlich. Es ist auch enorm wichtig, regelmäßig mehrmals am Tag zu trinken. Wenn man durstig ist, sind die Zellen bereits entwässert. Was Sie am Tag zu wenig getrunken haben, können Sie am Abend nicht mehr aufholen. Zu schnelles und zu viel auf einmal getrunkenes Wasser ist für unseren Körper nicht aufnehmbar. Wenn Sie in regelmäßigen Abständen ein Glas Wasser trinken, bleibt alles im „Fluss“ und Schlacken und Giftstoffe werden schneller ausgeschieden.

Sollten Sie zu den „Zu-wenig-Trinkern“ gehören, beginnen Sie sofort damit, sich das „Trinken“ wieder anzugewöhnen. Wasser zu trinken fördert nicht nur die Gesundheit und Leistungsfähigkeit, Wasser trägt erheblich zu einem schönen Aussehen und einer gesunden Ausstrahlung bei. Keine Feuchtigkeitscreme kann den Mangel an Wasser von innen ausgleichen.

Beginnen Sie gleich am Morgen mit einem Glas warmen Wassers und vergessen Sie nie auf Ihre Wasserflasche, wenn Sie aus dem Haus gehen.

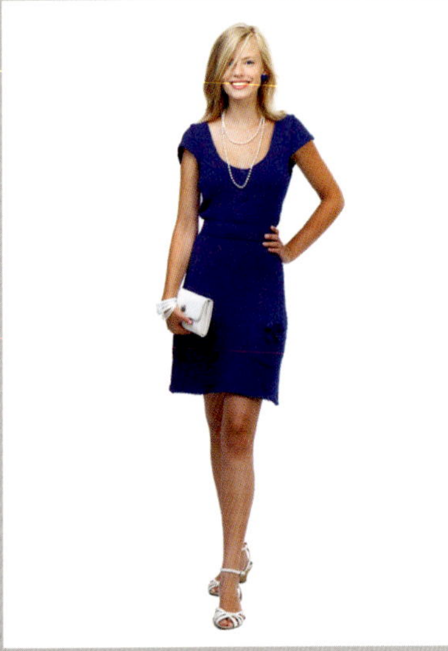

TRAGEN SIE NUR FARBEN, DIE ZU IHNEN PASSEN

Die passenden Farben und der richtige Stil können einen völlig verwandeln: Sie können einen alt oder jung, modern oder spießig, frisch oder krank, interessant oder langweilig, dick oder dünn usw. erscheinen lassen.

Ein wesentlicher Grund, warum manche Menschen mehr Ausstrahlung und Charisma haben als andere, liegt oft an der richtigen Wahl der Farben und des Stils. Mit Farben können wir unser Aussehen, Wohlbefinden und Image steigern. Mit den richtigen Farben unterstreichen Sie Ihren Typ, wirken harmonisch und elegant.

Indem Sie die Kleidung in der für Sie falschen Farbe gegen eine in der für Sie richtigen Farbe austauschen, können Sie sich tatsächlich binnen Sekunden um Jahre verjüngen. Das Gleiche gilt sowohl für Brillen und dekorative Kosmetik als auch Lippenstift oder Halstücher.

Wenn Sie glauben, eine Farb- und Typberatung wäre Luxus, sollten Sie sich einmal überlegen, wie viele Fehlkäufe von

Kleidung schon in Ihrem Schrank hängen. Oder denken Sie an die Lippenstifte, die nur herumliegen, weil Sie sich damit einfach nicht wohlfühlen! Bei einem Outfit sollte alles zusammenpassen, vor allem muss es aber zu Ihnen passen.

Die Beratung der typgerechten Farben und des Stils ist nicht mehr neu, sie ist inzwischen fest und erfolgreich etabliert. Sie wird meiner Meinung nach viel zu wenig in Anspruch genommen. Wenn Sie unsicher sind, suchen Sie sich eine gute, professionelle Beratung. Solche Beratungen sind leistbar und werden Ihr Erscheinen wesentlich beeinflussen. Außerdem sparen Sie – langfristig gesehen – viel Geld. Mit einem harmonisch abgestimmten Outfit wirken Sie auf Menschen völlig anders. Sie selbst werden sich wohlfühlen und signalisieren dadurch Selbstsicherheit.

Richtige Farben unterstreichen Ihre einzigartige Persönlichkeit und signalisieren jugendliches und vitales Aussehen.

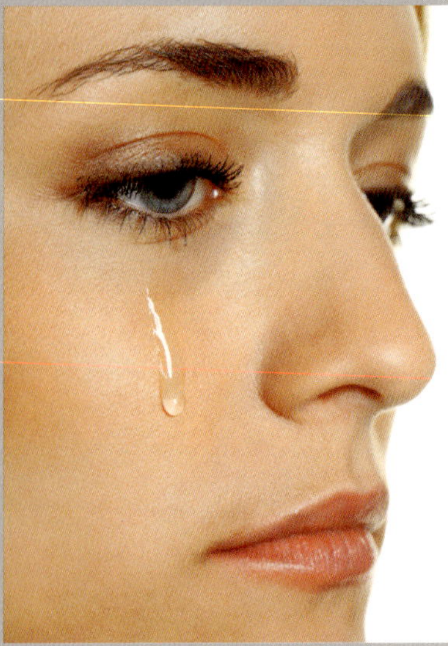

GEDANKEN UND GEFÜHLE – „KEINER MAG MICH, NIEMAND HAT MICH LIEB"

Es gibt viele schöne Frauen, die immer perfekt geschminkt und von oben bis unten durchgestylt sind. Sie legen viel Wert auf ihr Äußeres und haben trotzdem keinerlei Ausstrahlung, wirken immer unzufrieden und „unsexy".

Hingegen gibt es Frauen, die absolut nicht den üblichen Schönheitsstandards entsprechen, aber durch ihren Charme und ihr Charisma unglaublich attraktiv und anziehend auf ihr Umfeld wirken.

Was haben die einen, was die anderen nicht haben? Was genau bringt eine Persönlichkeit zum „Leuchten"?

ES IST DER MAGISCHE MIX AUS LEBENDIGKEIT, KRAFT UND EINEM UNBEIRRBAREN GLAUBEN AN SICH SELBST.

Wer mit sich ständig unzufrieden ist, strahlt das auch aus. Die Attraktivitätsforschung hat schon längst herausgefunden, dass z. B. Männer Schwierigkeiten haben, eine total verbitterte Frau als potenzielle Lebenspartnerin zu sehen – egal, wie gut sie aussieht.

Menschen, die andere in ihren Bann ziehen, in deren „Aura“ man sich wohlfühlt, leben in Harmonie mit sich selbst.

Wenn Sie zu den Menschen gehören, die alles für ein attraktives Aussehen tun, teure Cremes und Kleidung kaufen und trotzdem mit sich unzufrieden und unglücklich sind, sollten Sie hier beginnen, an sich zu arbeiten.

Glücklichsein kann man lernen. Es gibt unzählige Bücher und Experten, die sich mit diesem Thema beschäftigen. Wir können gute Gefühle und Gedanken trainieren, genauso wie man z. B. eine Fremdsprache erlernen kann. Gute Gefühle, Gedanken oder Worte können ein Gesicht binnen Sekunden zum Strahlen bringen.

Pflegen Sie Ihre Seele! Pessimismus, Gleichgültigkeit, unterwürfiges Verhalten und vor allem der „Keiner-mag-mich-niemand-hat-mich-lieb-Faktor“ machen keine Frau wirklich schön und anziehend.

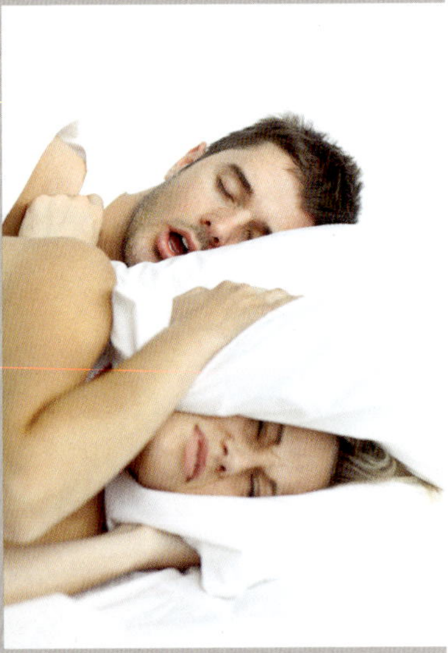

LIEBET UND VEREHRET EUCH – BIS DASS DAS BETT EUCH SCHEIDET

Vor der ersten Trainingsstunde wird bei mir eine allgemeine Bestandsaufnahme gemacht. Ich stelle unter anderem die Frage: Wie sieht es mit ausreichendem Schlaf aus? Diese Frage genügt oft und löst in manchen Fällen eine emotionale Lawine aus.

Um das Schnarchen des Partners nicht zu hören, wurden mir die ungeheuerlichsten Geschichten erzählt. Da werden Einschlafhilfen, wie starke Schlaftabletten, verwendet, die Nebenwirkungen haben, oder auch drückende Ohropax, welche die Ohreingänge luftdicht abschließen. Manche verlassen in der Nacht sogar ihr Bett und verbringen den Rest der Nacht auf einer Couch im Wohnzimmer, nur um ein paar Stunden ungestört schlafen zu können.

Was sich in vielen gemeinsamen Schlafzimmern Nacht für Nacht abspielt, ist für mich höchst dramatisch für Gesundheit, Wohlbefinden und Ausstrahlung – und hier spreche ich nicht vom Sexualleben.

Die Rede ist von vielen schlafraubenden Herren, die nicht gerade wie ein kleines Ziegenbaby schnarchen, sondern in einer Lautstärke, bei der oft nicht einmal die stärksten Schlaftabletten ausreichen, um daneben eine Nacht durchzuschlafen zu können. Sollten Sie zu den laut Statistik 57% Leidensgenossinnen gehören, empfehle ich Ihnen: Ändern Sie hier etwas, wenn es Ihnen räumlich irgendwie möglich ist!

Viele hätten die Möglichkeit und auch das Bedürfnis nach einem eigenen Schlafbereich. Jedoch aus rein emotionalen Gründen ist die Bereitschaft zu schlafraubenden Kompromissen groß und sie bleiben nur „ihm“ zuliebe im gemeinsamen Schlafzimmer. Ich kenne viele glückliche Paare, für die getrennte Schlafbereiche selbstverständlich sind.

Schlechter Schlaf führt dazu, dass man sich tagsüber wie gerädert fühlt – und das geht erheblich auf Kosten der Gesundheit, Ausstrahlung und Schönheit. Den bekannten Schönheitsschlaf gibt es wirklich. Kämpfen Sie dafür, wenn es Ihr Wunsch ist!

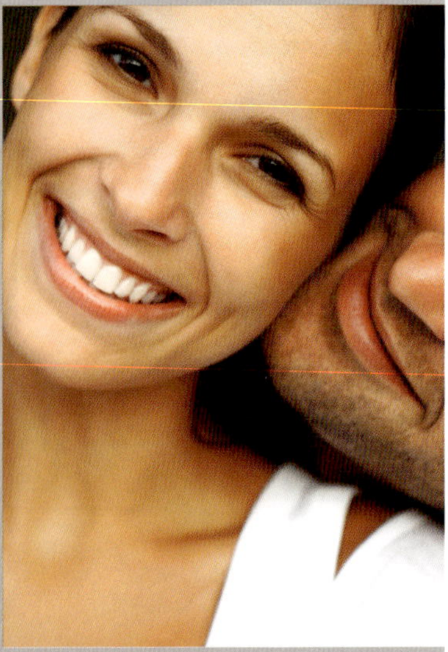

BEZIEHUNGEN BEEINFLUSSEN SCHÖNHEIT UND AUSSTRAHLUNG

Da ich vorwiegend mit Frauen arbeite, weiß ich aus Erfahrung, welchen enormen Einfluss Beziehungen auf die Schönheit und ihre Ausstrahlung haben können.

Nichts macht eine Frau schöner als eine glückliche Beziehung, die von gegenseitigem Respekt und bedingungsloser Liebe geprägt ist – wenn der Mann stolz auf seine Frau ist und es ihm wichtig ist, dass es ihr gut geht, und er alles tut, um sie glücklich zu machen.

Sie ahnen es schon: Die schönste Frau verliert jegliche Schönheit und Ausstrahlung, wenn sie sich mit einem Mann herumschlägt, der nichts davon zu bieten hat. Sie lassen sich ausnutzen, werden betrogen, angelogen oder sogar gedemütigt und für ihre Bedürfnisse missbraucht.

Ich habe schon mehrmals erlebt, dass eine Frau so ein „Schätzchen" während unserer Zusammenarbeit in die Wüste geschickt hat oder neu verliebt bei der

Tür hereingekommen ist. Sie war von der einen zur anderen Stunde nicht wiederzuerkennen. In ihren Augen war wieder Leben, der Gang war aufrecht, die Stimme stark und selbstbewusst. Sie war plötzlich wieder von einer positiven Aura umgeben.

Ich möchte zu diesem Thema keine Ratschläge geben, es gibt wundervolle Bücher und Menschen, die hier sehr viele wertvolle Tipps und Hilfen anbieten. Sie können einen bei einer vielleicht längst überfälligen Entscheidung unterstützen oder einer „toten" Beziehung wieder Leben einhauchen.

Wenn aber nichts hilft und der Karren so verfahren ist, dass Ihre Ausstrahlung und bereits auch die Gesundheit darunter leiden,

„TRENNEN SIE SICH VON BEZIEHUNGEN, IN DENEN SIE SICH NICHT GLÜCKLICH FÜHLEN!"

Ich hatte einmal einen guten Satz gelesen:

„Frauen leiden in der Beziehung,
Männer danach!"

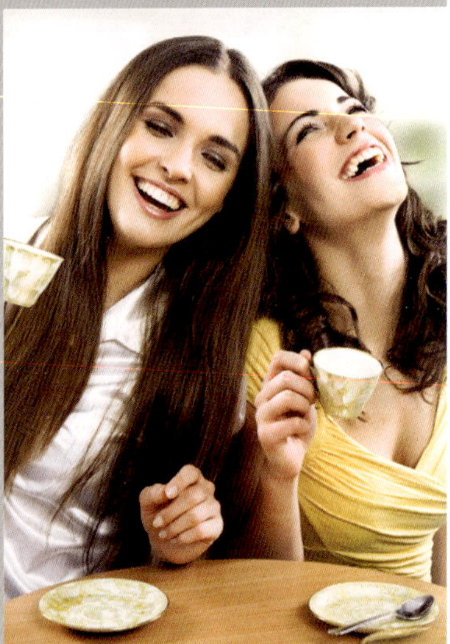

UMGEBEN SIE SICH MIT POSITIVEN MENSCHEN!

Es gibt Menschen, bei denen man sich einfach wohlfühlt. Sie haben ein ehrliches Interesse und sind gute Zuhörer. Sie strahlen Kraft und ein hohes Maß an Lebensfreude aus.

Andere wiederum sind die reinsten „Energieräuber“ und es ist Schade um die Zeit, die man mit ihnen verbringt. Sie interessieren sich nur für sich selbst und leiden meistens auf sehr hohem Niveau. Sie erzählen einem z. B. eine halbe Stunde lang, dass sie zu einem Kleid nicht die passenden Schuhe finden konnten und, als sie diese endlich gefunden hatten, waren sie in ihrer Größe nicht mehr verfügbar. Aus solchen „Sorgen“ machen sie ein Art „Probesterben“ und stehlen einem wertvolle Zeit. Man erkennt sie auch daran, dass man nach einem Treffen oder Telefonat mit ihnen eine gewisse Leere verspürt. Ich musste hier auch einen Lernprozess durchmachen: Ich räumte mit so mancher „Freundschaft“ auf, die mich in meiner Entwicklung nicht mehr förderte, sondern eher daran hinderte. Ich habe mich schon vor langer Zeit entschlossen, meine Zeit nur mehr mit Menschen zu verbringen, die mich „bereichern". Das heißt nicht, dass ich Menschen nicht zuhöre, wenn sie Sorgen haben. Selbst den positivsten Mensch ereilen Pannen und Schicksale. Ihn zeichnet aber ein wesentlicher Unterschied zu den negativen „Alles-ist-immer-so-schlimm-Menschen" aus.

Der positive Mensch weiß, dass er die Wahl und Entscheidungsfreiheit hat, sein Lebensdrehbuch umzuschreiben. Er kann über sich selbst lachen und seine Unbekümmertheit und Natürlichkeit sind ansteckend. Er entwickelt sich ständig weiter, da er erkennt, dass jedes Schicksal eine Lernchance für ihn bedeutet.

Er begibt sich nicht in die Opferrolle, sondern bedient sich der universellen Schöpfung, kennt ihre Zusammenhänge und übernimmt dadurch für sein Tun und Handeln Verantwortung. Verbringen Sie vorwiegend mit solchen Menschen Ihre Zeit, sie sind die wahren Freunde!

Lassen Sie die anderen in „ihrem gemütlichen Elend", ziehen Sie hier mit den richtigen Worten eine klare Grenze. Lassen Sie nur positive „Co-Autoren" an Ihrem Lebensbuch mitwirken!

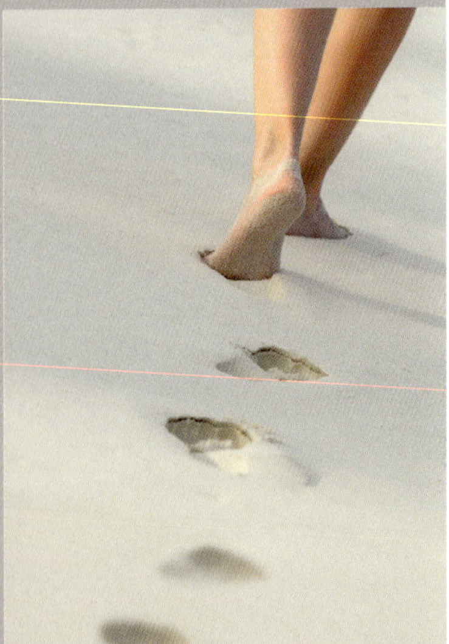

NACHWORT UND MÖGLICHE ZUKUNFTSAUSSICHTEN

Nachdem Sie nun fast am Ende des Buches angelangt sind, liegt es nun in Ihren Händen, mit dem Training zu beginnen, auf Ihre Haltung zu achten oder die eine oder andere Empfehlung auszuprobieren, um positive Veränderungen herbeizuführen.

Eines wird sich bestimmt ändern: Sie werden sich ab jetzt anders betrachten als bisher. Ihr Augenmerk wird sich nicht mehr vorwiegend auf Ihre Falten konzentrieren, sondern auf die mehr oder weniger erschlaffte Gesichtsmuskulatur und Ihre Körperhaltung, da Sie jetzt wissen, welchen enormen Einfluss diese beiden Faktoren auf Ihr Aussehen haben. Sie werden nicht nur sich selbst anders betrachten, auch andere Menschen werden Sie jetzt aus diesem neuen Blickwinkel beobachten. Das hörte ich von meinen Kundinnen bereits Hunderte Male.

Ich möchte Sie dazu ermuntern, diesen Weg, der Ihnen weitaus mehr als natürliche Schönheit, Ausstrahlung und auch Gesundheit bringen wird, zu gehen. Beginnen Sie in kleinen Schritten oder gleich mit dem vollen Programm, so wie es Ihrer Persönlichkeit und Ihren eigenen Bedürfnissen entspricht und Sie sich sicher und wohl dabei fühlen. Bieten Sie dem Gesetz der Schwerkraft die Stirn und gehen Sie aufrecht wie eine Königin durchs Leben. Sie sind einzigartig, Sie gibt es nur ein Mal im ganzen Universum.

Mit diesem dann rundum verbesserten „Körper-, Gesichts- und Lebensgefühl" begegnen Sie in Zukunft den Herausforderungen des Alters und Alltags viel entspannter. Sie werden sich nicht nur Ihr jugendliches Aussehen bis ins hohe Alter erhalten, Sie werden selbstbewusster, glücklicher, gesünder und dadurch auch zu den charismatischen Menschen gehören, die Kraft, Freude und Lebenslust versprühen. Und ich denke, für dieses Ziel wird sich Ihr Einsatz lohnen.

PS: Wenn Ihnen das Buch gefallen hat und Sie denken, dass es auch anderen helfen kann, dann würde es mich sehr freuen, wenn Sie bei Amazon eine positive Rezension schreiben.

HÄUFIG GESTELLTE FRAGEN

Folgende Fragen sind diejenigen, die ich wiederholt bekomme. Diese werden auch laufend auf meiner Webseite aktualisiert: www.visageforme.at

Kann ich nur einen Teil der Übungen machen?
Ja, das können Sie. Im Gesicht kann man keinen einzelnen Muskel isoliert trainieren, alle sind vernetzt und deshalb werden Sie auch einen Erfolg sehen, wenn Sie nur Ihre Problemzonen trainieren.

Ich habe nach dem Training meine Fingerabdrücke im Gesicht, mache ich etwas falsch?
Da drücken Sie tatsächlich mit den Händen bzw. Fingern zu fest. Die Finger streifen nur sanft die Mimikfalten zur Seite, um diesen während der Übung entgegenzuhalten. Oder man benutzt die Fingerkuppen, wie z. B. bei der Augenübung, um die Krähenfüße während der Anspannung des Unterlids zu vermeiden. Nur bei der Stirnübung kann es sein, dass ein kleiner Abdruck nach der Übung zu sehen ist. Hier muss man einen etwas festeren Druck, konstant nach unten und zur Seite, während der ganzen Übung beibehalten, um eine Faltenbildung oberhalb des Zeigefingers an der Stirn und der Zornesfalte zwischen den Brauen zu vermeiden.

Kann ich die Übungen auch ohne Hände im Gesicht machen?
Nein, die Hände arbeiten den Mimikfalten entgegen, die sich durch die Ausgangspositionen während mancher Übung ergeben. Ein Beispiel: Wenn Sie das Unterlid anspannen, trainieren Sie den Augenringmuskel, um wieder größere und strahlende Augen zu bekommen. Während dieser Anspannung ziehen sich die Krähenfüße etwas zusammen und dem ist mit einem sanften Druck des Zeigefingers entgegenzuwirken. Genauso

bei der Lippenübung. Würden Sie die Lippen fest zusammenpressen, ohne mit den Fingern den Mund sanft breit zu ziehen, trainieren Sie zwar den Mundringmuskel, aber Sie werden es nicht schaffen, dass dabei die Oberlippe und der Bereich neben den Mundwinkeln glatt bleiben.

Meine Schultern und mein Nacken sind nach den Übungen immer sehr verspannt. Was mache ich falsch?

Nehmen Sie eine aufrechte Haltung ein und versuchen Sie, nur die Arme und Hände locker zum Gesicht zu führen, ohne die Schultern dabei zu heben, und dabei auch noch den Hals einzuziehen. Konzentrieren Sie sich, nur die Arme entspannt locker in Richtung Gesicht zu heben, die Schultern bleiben unten und arbeiten nicht mit.

Ich schaffe es nicht, bei den Augenübungen die Stirn ruhig zu lassen. Können Sie mir da einen Rat geben?

Das geht, ist aber bei manchen am Anfang etwas schwierig, besonders bei Menschen mit ausgeprägter Mimik. Mit etwas Übung und Konzentration funktioniert es nach einiger Zeit.

Hier habe ich folgenden Tipp: Versuchen Sie, bevor Sie die Übung machen, eine Vorübung, ohne die Finger an die Augen zu legen. Sitzen oder stehen Sie aufrecht und sehen Sie sich in Ihrem Spiegelbild in die Augen. Sie fixieren quasi Ihre Augen mit Ihrem Blick. Dann versuchen Sie einmal, leicht das Unterlid anzuspannen, ungefähr so, als würden Sie eine ganz kleine Schrift lesen wollen, oder Sie stellen sich vor, Sie blicken in ein Licht, das Sie blendet. Machen Sie am Anfang kleine Bewegungen und konzentrieren Sie sich dabei, die Stirn nicht zu bewegen. Auch das Oberlid geht dabei abwärts, aber nur so viel, bis Sie sich nur mehr in Umrissen erkennen können, also die Augen sind fast, aber nicht ganz geschlossen. Wenn Sie diese Vorübung ein paar Mal gemacht haben, dann versuchen Sie, die Übung lt. Beschreibung mit dem Anlegen der Finger auszuführen. Sie werden sehen, es wird von Tag zu Tag besser, und bald können Sie die Stirn ohne Vorübung ruhig halten.

Wird die Haut durch das Training ausgeleiert?

Nein, natürlich nicht, hier ist mein Gesicht der beste Gegenbeweis. Wäre das der Fall, würde ich ein Gesicht haben, das so aussieht, als wäre mir die Haut darüber um eine Nummer zu groß. Ganz im Gegenteil. Durch das Training wird Ihr Muskelvolumen erhöht, dadurch wird die Haut gestrafft und Falten glätten sich. Die Haut wird weder gedehnt, stark gezogen noch sonst unsanft berührt oder behandelt.

Ist Ihr Trainingsprogramm auch für Männer geeignet?

Ja, für Männer gilt das Gleiche und sie profitieren genauso von den Übungen. Ich hatte bereits viele männliche Kunden, obwohl die Damen bis jetzt noch klar in der Überzahl sind.

Ich bin mir nicht sicher, wo ich die Hände oder Finger genau auflegen soll.

Die Finger bzw. Hände im Gesicht sind nur dazu da, um den Mimikfalten während der Übungen entgegenzuhalten oder eine Muskelgruppe einzugrenzen. Jedes Gesicht ist anders, manche haben ein breites Gesicht, andere ein schmales, eine hohe Stirn oder eine kurze, schmale Lippen oder volle, mehr oder weniger Falten usw. Sie können einen Finger, mehrere oder die ganze Handfläche dazu verwenden, um die Mimikfalten sanft auszustreichen. Beobachten Sie Ihr Gesicht genau vor dem Spiegel, legen Sie einen Finger, mehrere oder die ganze Hand genau auf die Stelle, wo Sie das Gesicht sanft ausstreichen möchten. Durch das Training werden die Muskeln fester und größer, das ganze Muskelgewebe wird straffer und dadurch verringern sich Falten. Ich habe oft gehört, dass Damen sagten: „Ich spüre schon, dass meine Muskeln fester geworden sind, und ich muss jetzt viel weniger ausstreichen." Auch bei Ihnen kann sich das Auflegen der Hände bzw. Finger mit der Zeit etwas ändern.

Woher weiß ich, dass ich die Übungen richtig mache?

Sie spüren es deutlich, Ihr Gesicht fühlt sich nach dem Training warm und durchblutet an. Nachdem Sie die Hände oder Finger richtig aufgelegt haben, können Sie mit Ihrer persönlich möglichen Kraft die Übungen bzw. Anspannungen ausführen und dann spüren Sie schon nach wenigen Übungen die physiologischen Prozesse, die durch das Training unter der Haut aktiviert werden, wie z. B. die Sauerstoffzufuhr und Blutzirkulation. Ein bisschen hin- und herbewegen ist zu wenig, da werden Sie wenig spüren. Sehen Sie sich bitte genau die Anweisungen und Bilder im Buch an, lesen Sie sich die Anleitungen, besonders am Anfang, mehrmals durch, bis Sie eine gewisse Sicherheit bekommen.

Ich mache öfter Basenbäder, nehme aber nur ca. 3 Esslöffel, Sie empfehlen ein halbes Kilo. Eine Dame in einer Apotheke meinte, das wäre zu viel – und wie halten Sie die 3 Stunden durch?

Es gibt Basenbäder von verschiedenen Anbietern zu kaufen, meistens wird eine Dauer von einer halben bis maximal einer Stunde empfohlen, und die haben sicher auch gute Auswirkungen auf die Haut und das ganze Wohlbefinden. Ich spreche aber von einem Laugebad – Dauer- oder auch Natronbad genannt –, das durch die lange Dauer bis zu den Organen vordringt und auch zur inneren Entsäuerung dient. Dieses Verfahren wird heute kaum mehr praktiziert. Im Lehrbuch „Durch Entsäuerung zu seelischer und körperlicher Gesundheit" von Dr. Beck gibt es dazu nähere Ausführungen. Wenn Sie dazu weitere Details und Zusammenhänge erfahren möchten, hier die Bezugsquelle: Ingeborg

Oetinger, Ruckhardtshauser Str. 774613 Öhringen, ISBN 3-9803308-6-9. Auf meiner Webseite finden Sie beim Link „Häufig gestellte Fragen" genau an dieser Stelle den Auszug des Buches zum Lesen, wo über die Wirkung der Natron- bzw. Laugebäder geschrieben wird.

Ich praktiziere sie seit vielen Jahren und ich kenne Heilpraktiker, die diese Bäder fast jedem empfehlen. Natriumhydrogenkarbonat, kurz Natron genannt, ist sehr günstig und wird in vielen Bereichen eingesetzt.

Die mindestens 3 Stunden sind natürlich ein Wermutstropfen. Ich habe einen Fernseher im Bad und sehe mir dabei einen guten Film an oder ich lese dabei. Da müssen Sie Ihren persönlichen Weg finden, um durchzuhalten, aber es lohnt sich. Von Zeit zu Zeit muss man warmes Wasser nachfüllen, um die Temperatur zu halten, das bedeutet auch, dass sich die Menge des Natrons während der Badezeit etwas verdünnt.

Welche Produkte verwenden Sie zur Reinigung und zur Pflege?

Eine Frage, die ich oft gestellt bekomme, besonders bei meinen Workshops und Vorträgen.

Ich investiere sehr wenig in Kosmetik. Peelings mache ich höchstens 3 Mal im Jahr mit feiner Tonerde. Zum Abschminken der Augen nehme ich ein Produkt von Hofer (in Deutschland Aldi) und zur Reinigung nehme ich das „Milde Waschgel" der Marke Balea von dm. Anschließend reinige ich das Gesicht noch mit einem in reinem Wasser getränkten Mikrofasertuch. Das kaufe ich bei Tchibo, da gibt es sie in einer 3er-Packung, so 2 Mal im Jahr um unter 5 Euro.

Dann nehme ich ein Tonic, auch von Balea von dm – und zwar das ultra sensitive ohne Parfüm, Farb- und Konservierungsstoffe. In dieses Tonic gebe ich 3 – 4 g Urea-Pulver (bekommt man in der Apotheke um ca. 30 Cent). Dieses Urea-Pulver befeuchtet die Haut sehr gut. Anschließend besprühe ich mein Gesicht mit Wasser und zum Schluss trage ich Arganöl-Hautöl auf Gesicht und Hals auf. Fertig.

Kann mein Gesicht durch das Training noch schmäler werden?

Nein, das ist nicht möglich, da meine Übungen die Gesichtsmuskulatur aufbauen und festigen, was bedeutet, dass dadurch das Muskelvolumen erhöht wird und somit auch das Gesicht wieder an Volumen gewinnt. Bei konsequentem und regelmäßigem Training wird dieses Ziel auch immer erreicht.

Ich bin Vegetarierin, kann ich trotzdem mehr Gesichtsvolumen erreichen?

Fakt ist, dass für einen Muskelaufbau Eiweiß und Proteine Voraussetzung sind, was nicht bedeutet, dass Sie viel Fleisch essen müssen. Es gibt inzwischen vegetarisch und vegan lebende Kraftsportler, die dafür die besten Beweise sind. Diese holen sich jedoch ihren Bedarf aus hochwertigen pflanzlichen Lebensmitteln. Achten auch Sie auf eine ausgewogene Ernährung aus pflanzlichen Quellen.

Was passiert, wenn ich längere Zeit nicht mehr trainiere oder mit dem Training ganz aufhöre?

Hier antworte ich immer mit folgender Gegenfrage: Was passiert, wenn Sie regelmäßig Ihren Körper trainieren und dann – aus welchen Gründen auch immer – aufhören und absolut keinen Sport mehr betreiben?
Ich kenne kaum Damen, die mit dem Gesichtsmuskeltraining wieder aufhören, wieso sollten sie auch, der Erfolg motiviert und der Zeitaufwand ist nach den ersten Wochen sehr gering.
Sollten Sie jedoch aufhören, Ihre Gesichtsmuskulatur zu trainieren, passiert das Gleiche wie bei einem Abbruch eines Körpertrainings: Es wird ein kontinuierlicher Abbau der Muskulatur stattfinden. Es dauert ca. 4 Monate, bis Sie wieder bei null angekommen sind. Am besten ist es, das erarbeitete Ergebnis mit 10 Minuten Training – und das 5 Mal pro Woche – zu erhalten, anstatt ganz aufzuhören.

LITERATURHINWEISE

Folgende Bücher halte ich persönlich für sehr wertvoll und lesenswert.

Zeitlose Geheimnisse der Gesundheit und Verjüngung
Durchbruch-Medizin für das 21. Jahrhundert

Autor: Andreas Moritz
ISBN 978-3954830138

Sollten Sie das Gefühl haben, schneller zu altern und Sie fühlen sich nicht wirklich krank, aber auch nicht so richtig gesund, dann wird dieses Buch für Sie ein Segen sein. Die leicht verständlich geschriebenen neuesten wissenschaftlichen Erkenntnisse, verfasst von einem Autor mit einem gesunden Menschenverstand, machen dieses Buch so wertvoll.

Natürliche Hormontherapie

Autoren: Dr. med. Anneliese Scheuernstuhl und Anne Hild
ISBN 978-3899012446

Hier erfahren Sie alles Wissenswerte über Hormone und wie Sie sie nebenwirkungsfrei und auf natürlichem Wege wieder ins Gleichgewicht bringen können. Dieses Buch war meine Rettung gegen meine Wechselbeschwerden, nachdem ich jahrelang falsch therapiert wurde.

Gesund in sieben Tagen – Erfolge mit der Vitamin-D-Therapie

Autor: Dr. Raimund von Helden
ISBN 978-3939865124

Ein Buch, das ich Ihnen nicht vorenthalten und besonders ans Herz legen möchte. Vitamin D-Mangel und die daraus resultierenden Folgen – ein Thema, das uns fast alle angeht. Der Titel hält was er verspricht.

Japanisches Heilströmen

Autorin: Ingrid Schlieske
ISBN 978-3920788371

Wenige Handgriffe oder Berührungen am Tag genügen und Sie werden sich sofort besser fühlen.

Wieso immer wieder ich?

Autorin: Isabella Eder
ISBN: 978-3-9504742-0-6

Gehören Sie zu den Menschen, die sich oft fragen, warum muss das mir passieren? Denkmuster und Einstellungen, die in der Kindheit geprägt wurden „wirken“ oft bis ins hohe Alter.
Ich habe Frau Eder persönlich kennen gelernt und bin begeistert von ihrer simplen und doch so wirkungsvollen Methode. Sie beschreibt einen einfachen Weg, wie wir uns von diesen Prägungen lösen und somit wieder ein glückliches selbstbestimmtes Leben führen können. Durch dieses Buch kann es passieren, dass sich wiederkehrende Probleme und negative Erlebnisse plötzlich „in Luft auflösen“.

Arganöl

Autor: Dr. Peter Schleicher
ISBN 978-3517067100

Darin werden umfassende Informationen zu Herkunft, Ölgewinnung, Verwendung und positiven Wirkungen des Öls gegeben.

Die Heilung der Mitte

Autor: Dr. med. Georg Weidinger
ISBN 978-38506886642

Ein Arzt erzählt hier, wie er als westlicher Schulmediziner den Weg zur chinesischen Medizin gefunden hat.
Auf eine authentische und teilweise humorvolle Weise gibt dieser Autor gute Einblicke in die TCM, die einem sofort logisch erscheinen. Nach diesem Buch könnten Sie die aktuellen Ernährungsgewohnheiten, wie nur roh oder kalt, Vollkorn oder nie Fleisch, überdenken.

Wasser – die gesunde Lösung

Autor: F. Batmanghelidj
ISBN 978-3924077839

Ein geniales Buch, das einem aufzeigt, wie wichtig es ist, ausreichend Wasser zu trinken. Ein Umlehrbuch für „Trinkmuffel“.

Glücklich Leben – dein Herz weiß mehr als dein Verstand

Autor: Manfred Rauchensteiner
ISBN 978-3902903587

Das neueste und eines der besten Bücher zum Thema Glück. Fundiertes Wissen, verständlich erklärt, mit tollen Beispielen aus dem wirklichen Leben, wo Sie sich oft wiederfinden und so manche „Oh-Ja-Erlebnisse" erfahren werden. Der Autor beschreibt die Zusammenhänge, Ursachen und Folgen belastender Gefühle und Gedanken absolut schlüssig und in großer Klarheit und zeigt einfache Möglichkeiten auf, damit umzugehen und wie man das Leben wieder mit Leichtigkeit und Glücksgefühlen leben und genießen kann.

Feng Shui gegen das Gerümpel des Alltags

Autorin: Karen Kingston
ISBN 978-3499625848

Nach diesem Buch kann man gar nicht anders, als sich von seinem „Krempl" zu befreien. Dadurch werden neue Energien frei. Mit vielen praktischen Lebenstipps.

Der geheime Plan Ihres Lebens

Autor: Ruediger Schache
ISBN 978-3442338542

In diesem Buch kommt man seinem Seelenplan auf die Spur und es hilft einem auf eine spannende Weise, die momentanen Umstände des Lebens zu entschlüsseln. Ich liebe dieses Buch – und auch alle anderen dieses Autors.

Scheißkerle

Autor: Roman Maria Koidl
ISBN 978-3455501544

Lustig, klar und wie wahr! Ein gleichzeitig amüsantes wie nachdenklich stimmendes Buch. Für alle, die Beziehungsprobleme oder Liebeskummer haben, ist dieses Buch sehr hilfreich. Lachen und Weinen sind darin sehr eng miteinander verbunden.

FOLGENDE ADRESSEN, LINKS ODER HINWEISE KÖNNTEN FÜR SIE INTERESSANT SEIN:

Natriumhydrogencarbonat für Laugebäder

Bekommen Sie in allen Apotheken, in größerer Menge oft nur auf Bestellung. Manchmal auch in Drogeriemärkten erhältlich.

www.badeosmose.de

Die einzige Adresse die ich kenne, die noch Badeosmose-Dauerbäder von bis zu 12 Stunden in Form einer Kur anbieten. Eine sehr informative und interessante Seite, die die Vorzüge der Natronbäder sehr gut beschreibt.

Östrogendominanz

Weil die meisten Frauenärzte bei Wechselbeschwerden hauptsächlich das Östrogen im Blick haben, behandeln sie dogmatisch Östrogenmangel, was die Situation oft noch verschlimmert, weil das Östrogen meistens sowieso schon dominiert. In den USA und in Großbritannien wird die Östrogendominanz inzwischen von vielen Ärzten erkannt. Auch unter den dortigen Frauen ist dieses Phänomen inzwischen sehr bekannt.
Hier eine sehr gute Seite mit sehr ausführlichen Informationen:
www.oestrogen-dominanz.de

Vitamin D-Mangel – geht uns fast alle an

Diese Webadresse informiert sehr ausführlich und kompetent, wie wichtig es ist, seinen Vitamin D-Status prüfen zu lassen. Während meiner Recherche zu diesem Thema hatte ich viele „Aha-Erlebnisse" und besprach diesen Bereich mit Ärzten meines Vertrauens.
Sie bestätigten mir die Wahrheit hinter all diesen Argumenten und ich konnte die positive Wirkung dieses „Sonnenvitamins" selbst erfahren.
www.vitamindelta.de

DANKE!

Ohne die Unterstützung vieler Menschen wäre ich nicht dort, wo ich heute stehe, und ohne sie wäre dieses Buch möglicherweise nicht entstanden.

Allen voran danke ich jenen, die meine Arbeit weiterempfehlen und es für wichtig erachten, meine Methode und Tipps zu verbreiten. Denen, die für mich so beherzt Mundpropaganda machen, Folder verteilen und „IHR“ Geheimnis, warum sie plötzlich jünger und besser aussehen, mit anderen auch gerne teilen. Aus Erfahrung weiß ich, dass viele, warum auch immer, es ihren Freundinnen nicht „verraten“.

Weiters danke ich allen Ärzten, Heilpraktikern und Experten aus den verschiedensten Fachbereichen, die mich mit ihrem Wissen unterstützen und mir bei Fragen immer zur Seite standen.

Vielen Dank auch an Susi, Maria, Claudia und Sonja, sie haben mit mir mit Geduld die Beschreibungstexte für die Übungen erarbeitet.

Allen Menschen, die mir in guten wie in weniger guten Zeiten beistanden, mich mit ihrer ehrlichen Anteilnahme immer wieder auf das Neue motivierten und mein Leben dadurch bereicherten.

Meiner geliebten, leider viel zu früh verstorbenen Mutter Ingeborg widme ich dieses Buch. Danke für deine wunderbare bedingungslose Liebe – ich vermisse dich!

DIE AUTORIN

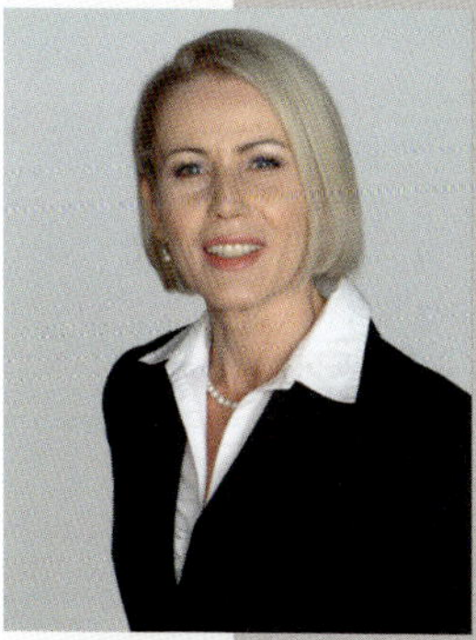

Christa Gugler
geboren 1961

Aufgrund einer schweren Hautkrankheit ist das Thema Schönheit für Christa Gugler bereits seit ihrer Jugend von besonderem Interesse. Ab ihrem 30. Lebensjahr begann sie sich intensiv mit den tatsächlichen Ursachen, die ein Gesicht altern lassen, und den natürlichen „Gegenmitteln" zu beschäftigen.

Mitte der Neunziger-Jahre lernte sie in den USA die Methode des Gesichtmuskel-Aufbautrainings kennen. Seither hat sie die erstaunliche „Verjüngungstechnik" bei sich und vielen anderen mit verblüffendem Erfolg angewandt.

2004 eröffnete sie in Linz ihr visageformé-Studio.

2005 folgten Einladungen zu Vorträgen, diverse Fernsehauftritte und Interviews. Heute vermittelt Christa Gugler im Rahmen von Seminaren und Kongressen im In- und Ausland ihr Wissen über die Zusammenhänge der Gesichtsmuskulatur und deren Einfluss auf den Alterungsprozess.

2011 erschien ihr erstes Buch und wurde gleich zu einem Bestseller.

2019 gibt es bereits die neunte überarbeitete Auflage. Das Buch wurde bereits in vier Sprachen übersetzt.

Sie ist verheiratet, hat eine Tochter und lebt mit ihrer Familie in Österreich.

„Jeder der sich die Fähigkeit erhält,
Schönes zu entdecken, wird nie alt werden."

(Franz Kafka)